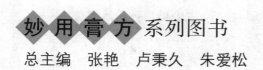

妙用膏方系列图书

总主编　张艳　卢秉久　朱爱松

U0273809

膏方节专供

历代名医膏方验案

膏方应用实战与技巧

朱爱松　孙竞然　编著

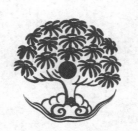

中国中医药出版社

·北 京·

图书在版编目（CIP）数据

历代名医膏方验案：膏方应用实战与技巧 / 朱爱松，孙竞然编著 . —
北京：中国中医药出版社，2020.2
（妙用膏方系列图书）
ISBN 978 – 7 – 5132 – 5832 – 6

Ⅰ . ①历…　Ⅱ . ①朱…　②孙　Ⅲ . ①膏剂—方书—
中国　Ⅳ . ① R289.6

中国版本图书馆 CIP 数据核字（2019）第 243635 号

中国中医药出版社出版
北京经济技术开发区科创十三街 31 号院二区 8 号楼
邮政编码　100176
传真　010–64405750
三河市同力彩印有限公司印刷
各地新华书店经销

开本 710×1000　1/16　印张 13.5　字数 226 千字
2020 年 2 月第 1 版　2020 年 2 月第 1 次印刷
书号　ISBN 978 – 7 – 5132 – 5832– 6

定价　58.00 元
网址　www.cptcm.com

社 长 热 线　010–64405720
购 书 热 线　010–89535836
维 权 打 假　010–64405753

微信服务号　**zgzyycbs**
微商城网址　**https://kdt.im/LIdUGr**
官 方 微 博　**http://e.weibo.com/cptcm**
天猫旗舰店网址　**https://zgzyycbs.tmall.com**

《妙用膏方》系列图书
编 委 会

前　言

膏方作为我国中医方剂中的一种经典剂型，从开始的宫廷进补养生秘方到近年来逐渐走入百姓家庭，其配伍、组成、制法、服法均随着历史的发展不断革新。膏方因其独特的剂型、温和的药性、显著的疗效逐渐被医生重视，近年来，膏方进入了高速发展阶段。全国范围内的中医院均开设了膏方门诊，举办膏方节，开展许多膏方文化活动，各具特色、百家争鸣，因此，这是膏方发展的新时代。作为中医医生，我们有必要将膏方推向民间，让人们了解膏方、熟悉膏方，将其作为养生保健、防病治病的新手段！

本书从膏方的历史沿革出发，带您领略各朝各代名家的用膏经验，同时，以每膏为一案，从来源、功用、适应证等方面对每例膏方进行深入分析，并在每方后予以点评。如您是中医爱好者或初学者，我们将为您介绍主治疾病的病机及相关治法；如您是中医从业者或医生，我们将为您讲解名家膏方的组方思路。同时，本书选取了近代名医、国医大师的膏方验案，学习名家经验，博采众长。本书最后介绍了辽宁中医药大学附属医院卢秉久教授、张艳教授及其他医生的膏方验案，从实战出发，学习名医名家的遣方用药经验。一些膏方历史沿革久远，读者具体应用时应遵医嘱。文中对文献中的计量单位和行文措辞在不违背原意的前提下进行了相应调整，以便于读者理解。

愿本书能让您熟悉膏方，爱上膏方，会用膏方，临床应用膏方取得明显疗效；让更多的人注重身体变化，养成未病先防、病后防复的习惯，成为一个健康长寿、生活质量高的人。

卢秉久　张艳

2019 年 6 月 1 日

目　录

第一章　清代以前膏方的发展与应用

第二章　清代名医膏方精选

第三章　经典传世膏方

第四章　近代名医膏方验案

第五章　国医大师验案精选

第六章　膏方应用与实战

第一章　清代以前膏方的发展与应用

第一节　膏方发展史

1. 膏方的起源、发展与前景

中医膏方学是研究和阐明中医膏方的处方原则、配伍规律、加工工艺、临床运用以及贮存管理等各方面专业知识的一门综合性学科，是中医学以及中药学的重要组成部分之一。中医膏方学与中医养生学、中医康复学及临床各科有着极为密切的联系。

中医膏方学是在中医理论指导下运用中药及其制剂防治疾病的经验总结。中医膏方是在中医药理论指导下，为了预防与治疗疾病的需要，在辨证审因、确定治法的基础上，以一般中药饮片作为基本原料，配以部分名贵中药材为主的精细料以及胶类、糖类等相关辅料，按照膏方制作规定的药物处方和制剂工艺将各种饮片加工制成的一类中药膏剂制品。中医膏方可以说是中医理、法、方、药的一种集中体现，具有临床疗效确切、适用人群广泛、有明确应用禁忌与注意事项等特点，其中医特色明显、中医理论充足、中医内涵丰富，是临床常用的一种制剂类型。

中药膏方，亦称膏剂，在《正韵》《博雅》中释为"润泽"。因其多具有滋补之功用，故又称为"膏滋"，是一种既具有营养滋补又具有治疗预防保健等综合作用的中药内服制剂，属于中药丸、散、膏、丹、汤、酒、露、锭等八大剂型之一，是我国方药剂型的重要组成部分。膏剂作为中药的一种特殊剂型，自古就已形成，并随着时代的发展，由最初的外用膏剂，逐步发展，最后形成现在我们在市面上所看到的膏方。历代的膏剂类型有外用和内服两种，外用膏剂是中医外治法中常用的药物剂型，有软膏、硬膏两种。其中软膏又称为药膏，是指将药物加工为细粉并与恰当的溶质混合制成的具有适当黏稠度的半固体外用制剂。硬膏剂则是具有黏性而供外贴的制剂，较软膏硬，其由相应药物和适当的基质混合而成，常均匀涂布在棉布或其他裱褙材料上，有时在裱褙材料上穿部分小孔以增大药物与皮肤之间的接触面积。这些材料贴于皮肤后，慢慢渗透在皮肤之上，通过体温的作用逐渐发挥药效，在中医外科疾病中应用较为广泛。内服膏剂则是在汤剂的基础上，根据每个人的不同体质以及不同临床表现，在中医基础理论的指导下辨证论治，并确立方药。内服膏剂的具体制作方法为将中药饮片加水多次煎煮，去渣取汁，再经过煎煮、浓缩等过程，最后再加入阿胶或鹿角胶等动物胶质及黄酒、蜂蜜等共同浓煎而成半流体状制剂，其具有药物浓度较高、口感甘甜、体积较小、便于携带、服用方便和长期服用、一人一方等诸多优点，现多适用于中老年人慢性病的调理和久病、重病后机体虚弱的康复治疗，以及防病保健，临床运用较为广泛。近代名医秦伯未在《膏方大全》中指出："膏方者，盖煎熬药汁成脂液，而所以营养五脏六腑之枯燥虚弱者，故俗亦称膏滋药。"这段话高度概括了膏方的特点，阐明了膏方的本质所在。中医膏方现广泛应用于内、外、妇、儿各科疾患及重病、久病、体虚劳弱的人群中，其中有许多为大家所熟知，并享有较高声誉的著名膏方，如十全大补膏、琼玉膏、三才固本膏等成方膏剂。膏方大多具有补虚扶弱、防病治病、延年益寿等功效，是防病治病、强身保健的一种常用剂型。近年来迅速发展的个体膏方，更是成为人们防病治病的重要内容之一，广受各界人士的欢迎，为人类的健康发挥着重要的作用，是中医学的重要组成部分，是中医药的瑰宝。

膏方的基础理论及专业知识一直散见于历代医籍中，经过历代医家从不同角度、不同时代背景进行整理，使膏方的应用逐步发展，至今得以系统化，成为一门内容相对独立的学科。先秦时期至今大致经历了从外用到内服、加工工艺精细化、治疗范围多样化、养生保健等各个阶段。长期以来膏方在防病治病、提高人们身体健康水平等方面都发挥了独特的作用。几千年来，经过历代医家的不断探索、发展与创新，中医膏方由最早的外治膏剂发展成内服与外敷并用，又由固定处方的成药膏方发展成为根据不同体质辨证论治之后制成的个体处方。随着膏方的配伍、制法工艺的逐渐完善，其品种逐渐增多，治疗范围也不断扩大。中医膏方学更是传统中医学的精华，是在传承古代医学的基础上不断推陈出新而逐渐形成和扩大的。膏方伴随着中医药的发展，膏方的应用也逐渐从传统的应用范围、应用地域、适宜人群的局限性中得到推广与扩大。现在我国以及东南亚地区膏方的推广更是如火如荼、方兴未艾，其独特的魅力深受广大人民群众的欢迎，有着广阔的发展前景。

2. 秦汉以前——外用膏剂起源

膏方的运用最早起源于外用膏剂，用膏外敷以防皲裂、祛疾病的历史可谓相当悠久，最早可追溯至先秦古籍《山海经》，其中就记载有一种羊脂类药物用于涂擦皮肤防治皲裂，可以说是目前最早关于外用膏药的记载。当时膏药的构成仅仅是单用动物的脂肪外敷或者外擦，后来逐渐发展为可外贴的油脂膏。相关现代研究表明，羊脂具有滋润、温煦等作用，涂于皮肤上能形成封闭性油膜，这层油膜能促进皮肤的水合作用，对皮肤起一定的保护和软化作用。该书中用羊脂涂擦皮肤防皲裂的操作为后世膏方正确的发展奠定了基础。从现有相关医书记载来看，制膏外用可追溯到我国现存最早的古医学方书——长沙马王堆西汉古墓出土的四部医书，分别为《五十二病方》《养生方》《杂疗方》和《胎产书》。其中《五十二病方》抄写年代在秦汉之际，成书年代大约为战国时代。据专家考证，书中记载的医学理论和治病方药中，就有关于膏方的应用记载。全书现存方剂约283首，用药248种，其中有祝由方30多首，未载具体药物。所治疾病多为外伤，其特点为单纯用动物脂肪或以动物脂肪加热提取药物外敷，如"治伤痉：冶黄黔（芩）、甘草相半，即以骹膏财足以煎之。煎之沸，即以布足（捉）之，予（抒）其汁，傅"。治疗外科诸伤、痈痘、疮疡、皮肤疥癣等，在《五十二病方·诸伤》中有"令伤毋殷（瘢），取骹膏……傅之"的记载。可见，在《黄帝内经》之前就有相关医家用动物油脂制成膏剂，涂在皮肤上用以治疗各种疾病。《五十二病方》中，所取用的调膏油脂类已有羊脂、牛脂、猪脂、蛇脂及豹脂等多种动物油脂。在《五十二病方》中已经有"以清煮胶"的制作方式。这种熬煮让水分蒸发而使药汁浓缩变稠的炮制方法，可以说是现代膏滋药制作的雏形。但是，当时主要是将药与油脂调和成膏剂，并以外用为主，尚未见到含药的脂肪膏内服的相关记载。

约成书于战国时期的《黄帝内经》，共保存方剂13首，其中就包括2个膏方，即《灵枢·痈疽》中提到的豕膏及《灵枢·经筋》中的马膏，其余未见有关内服膏方的记载。

《神农本草经》中提出，中药加工要根据药物的性质选择合适的剂型。"药性有宜丸者，宜散者，宜水煎者，宜酒渍者，宜煎膏者，亦有一物兼宜者，亦有不可入汤酒者，并随药性，不得违越"。从上述原文中我们可以明显看出有关"煎膏"的记载。这一记载的意义，一方面体现了早在 2000 年前古人已对中药剂型有相关探讨，另一方面也表现出了古人对一些药物应用特定剂型的相关研究经验，如硝石"炼之如膏"，雷丸"作膏摩，除小儿百病"等。该书不仅记载了相关药物炮制加工方法，同时也说明了不同药物分别采用不同的剂型，能更有效地发挥其治疗效果，为现今中医药从业者采用多种剂型组方成药提供了很有价值的参考。书中还记载有阿胶、白胶等两种胶类的制作方法，这些记载为后世膏方的制作奠定了一定的理论基础。

3. 汉代——内服膏方的萌芽

约成书于东汉初期的《武威汉代医简》大概是目前为止最早出现"膏药"命名的古书籍，也是迄今所发现的汉代比较丰富而完整的医药著作，其中有关于膏方的相对完整的组成及服用方法的记载。该书记载内容除有内外科疗法、针灸穴位、刺疗禁忌外，还记述了药物及其炮制、剂型、用药方法等。该医简具有以下特点：①较之前的膏方有更完整的药物组成，有的药物由四味药组成，有的药物多至七味。②该医简所记载的关于药物的制备方法与之前不同，有"将药物研成粗粉，亦即咀"的记载。③有醋泡、猪油炸等制备方法，使药物的有效成分更易析出，药效更佳。④在使用方法方面也较前改善，既可外敷，又可供内服。⑤疾病治疗范围扩大，包括逆气、喉痹、齿蜃、昏衄、疮痈等由"恶气"所致的疾病。该膏方奠定了后世外摩膏方制作方法的基础，它较《黄帝内经》和《五十二病方》中关于膏方的论述有了更为详细的记载。

目前来看，内服膏方萌芽于东汉末年。在东汉医家张仲景所著的《伤寒杂病论》中，记载丸剂、散剂、膏剂、汤剂、酒剂、浸膏剂、糖浆剂、合化剂、洗剂等十余种剂型。在《金匮要略》一书中记载的大乌头煎、猪膏发煎可见到有关内服膏方的描述，上述两首方剂分别用于治疗寒疝腹痛和黄疸。从原文可以看出，这种水煎药物，再去药渣继续浓缩药液，然后入蜜，再煎煮蒸发水分的膏方处理方法，在制剂上已具有现代膏方加工工艺的雏形，这种膏方加工方法为后世膏方的制作提供了基础。《金匮要略·肺痿肺痈咳嗽上气病脉证治》中的皂荚丸，后人有"饮以枣膏，安其正也"，是将大枣制成枣膏供内服，以防皂荚刺激脾胃进而损伤人体正气。纵观两汉时期之膏方，总以外敷膏为多，内服膏（煎）剂处于雏形时期，尚未得到广泛应用。

4. 魏晋南北朝——内服膏方持续发展

到了晋代，膏方的运用由外敷皮肤为主的外治法逐步发展，逐渐形成既可外用以摩患处又可内服以治疗内科疾病的内外并用之治法。晋代医家葛洪的《肘后备急方》中的诸多膏方制剂有用苦酒与猪油作溶剂的特点，既可外用以摩病处，又可内服。《肘后备急方·治百病备急丸散膏诸药方》所记载的方剂中共收载了7首膏方，其中的裴氏五毒神膏、华佗虎骨膏、陈元膏等既可外用也可内服，其主治均以"疗百病""疗中恶暴百病"为主。观其药物组成多用细辛、附子、巴豆、乌头等峻猛攻邪之品，还包括雄黄、朱砂等矿物类药，这也反映出该时期的服石之风。从上述药物的大致组成可以看出，上述这些膏剂的作用主要还是以祛邪为主，并无明显补虚调理之用。

但到了南北朝时期，陈延之《小品方》中所载的单地黄煎则是一首具有补虚作用的膏剂，同时也是目前为止发现最早的具有滋补作用的膏方，其功用为补虚除热、散乳石、痈疽、疮疖等热，具有较好的滋补作用，该方的出现也是创滋补类膏方之先河。

南北朝时期龚庆宣所注的《刘涓子鬼遗方》，为我国现存最早的关于外科学的专著，全书共载膏剂79种，其中油脂类软膏共70种，非油脂类有6种，硬膏剂3种。所载软膏数众多，对中药膏剂的发展有一定的促进作用。其制备工艺、质控标准等，都为现代中医药临床所沿用。此书的膏剂仍以外敷为主，内服的相关记载较少。其中所用基质大致分为三种，其一为动物油脂，如猪脂、羊脂等；其二为非油类基质，如用苦酒、猪胆、鸡子白、白蜜等；其三为树脂类。

随着时代的发展，膏方的发展也日益进步。约成书于公元500年，陶弘景所编著的《本草经集注》中对膏药的制作进行了更为详尽的描述，提出了根据病情需要来确定剂型和给药途径的相关理论，该书指出"疾有宜服丸者，宜服散者，宜服汤者，宜服酒者，宜服膏煎者，亦兼参用，所病之源，以为其制耳"。同时记载了汤、丸、散、膏、药酒的常规制作方法。原文较详细地阐述了制膏的几大要点：①膏方中的药物要先经过醋或酒浸泡后使用，浸泡时间大约一天。②有些药物要研面、有的药物要最后加入。③煮药时用文火慢煮，以利于药物中的有效成分充分析出。④煮药的过程中不可将药物炸枯焦，要掌握煎煮的火候。⑤药物有效成分的析出及最后的赋形，主要成分为动物脂肪。从该书可以看出，至少在魏晋时期，相关医家已经开始将不适合用高温油炸的药物，研末粉碎再加入膏方中。陶弘景所讲述的膏药制作方法及技术要领，在今天仍然有部分被沿用。部分膏剂可将制膏的药渣用来外敷患处，以尽药力。这些论述可以说为现代的制膏工艺奠定了扎实的基础，对今天的膏方制作具有一定的临床指导意义。至此，膏方的运用已由患处外敷，逐步发展到外敷和内服并用以治疗疾病的过渡阶段。

5. 唐代——内外科同用膏方并向养生方向延伸

经过几百年的发展与沉淀，从《黄帝内经》及《伤寒杂病论》等提及的膏方处于萌芽阶段，到当时的大唐盛世，中医中药有了长足的发展，其代表作是孙思邈所撰写的《备急千金要方》和《千金翼方》。在《备急千金要方》里，孙思邈以《黄帝内经》为理论基础，以五脏及其相表里的脏器为纲，全面给出了人体由内到外各种疾病的治疗方案，与较早期的仅以治疗外伤为主的膏剂相比较，此时代的膏方又有了较明显的进步，其给出的治疗处方，也由张仲景的两百多个发展到五千多个。除此之外，在治疗的剂型方面，也是非常丰富多彩，较前代方书也有长足进步。医家们逐渐将外敷与内服的膏剂区分开来，将以外敷为主要治疗方式之剂型多称为"膏"，以内服为主要治疗方式之剂型称为"煎"。如《备急千金要方·大肠腑方》中的"苏子煎"、《千金翼方》中的"杏仁煎""枸杞煎"等，诸多煎剂除用于治疗疾病之外，也有部分膏剂用于预防疾病，开后世补虚、防病、养生疗法之先河。

《备急千金要方》中膏方的制剂工艺采用水煎去渣、取汁并浓缩的方法。其中关于"膏""煎"的制作方法记载较为明确，其制作工艺与现代大体相同，配料中有蜜、糖、动物膏脂等赋形剂的具有补益作用的膏剂共52首。赋形剂来源于动物的膏剂如：以猪脂为赋形剂的灭瘢膏方、通噎消食膏、地黄小煎、猪膏煎、丹参膏等；以羊脂牛髓为赋形剂的抗陆膏；以羊髓为赋形剂的神明青膏。除此之外，还有其余四十个膏方的相关记载，该书记载的膏方有如下特点，按孙氏分类，四十个膏方所治病证如下：小儿婴孺共计四个、风毒脚气共八个、伤寒三个、心脏方面一个、肝脏方面一个、痈疽十四个、痔漏三个、杂治两个、备急四个。从上面的病证分布来看，膏剂主要治疗的病证是外科疾病和风湿痹痛以及由外感引起的肌肉强直疼痛等证。除此之外，该书还详细描述了析出药物的方法。外治膏方要对药物进行提取、加工等处理，以方便药物外治使用。在这四十个膏方中，用苦酒浸药成膏共 23 例，可以看出，用苦酒或醋先浸泡帮助析出药物的做法占半数以上，已经成为主流炼制方法。仅用猪脂、羊脂析出药物较少，将药物粉碎直接入药者更少。需要特别指出的是，用乌麻油熬药者，需用黄蜡来收膏。

《外台秘要》中对膏剂的制作工艺又有进一步描述。《外台秘要·卷第二十四》中相关原文如下："又疗发背及一切毒肿方：生麻油六合，黄丹二两半，地胆两钱（捣碎，筛），生栗子四十九枚（取大小中者，熬焦，去皮碎，绢筛）。右四味，和于铜器中盛，用炭火重汤煎候沫溢出，取小麦一合，分二人嚼取筋，急内药中搅，使与相和，膏擎下，安铜器冷水中，成膏讫，以故帛涂膏贴所苦处，晨夕换膏。"该方用黄丹收膏，并且将熬好的膏剂放入水中，然后摊涂在布帛上贴于患处。猪脂煎药并赋形或在猪脂里再加入松脂和腊共三十五个；以羊脂与腊、松脂赋形剂三个；黄丹与蜡收膏赋形剂一个，药物研末以米醋或地黄汁和之。从上面可以看出，以动物脂肪为赋形剂或加入蜡、松脂者共计三十八个，占绝大多数，以黄丹收膏的制作工艺也开始出现。摩膏十九个，其中用火加热摩患处七个，膏敷于患处共计十七个，把膏涂于纸上或布帛上再贴患处共四个。《外台秘要》中治痈肿的松脂膏方，黄芩、当归、黄芪、黄连、芍药、大黄、蜡、芎（各一两）。右八味咀，合松脂一斤半，猪脂合半，微火煎之三上三下，绵布绞去滓，火炙傅纸上，随肿大小贴之，日三易之即瘥。使用部位皆为敷摩患部。其治疗部位主要以疼痛部位为主，该书记载将膏剂涂敷于纸上或布上贴患处的方法，并逐渐开始盛行。如：治痈疽痔漏恶疮中的妇人妒乳漆疮方，野葛、芍药、薤白、当归、通草（各二分），附子（一分）。右六味，咀，醋浸半日，先煎猪脂八合，令烟出，内乱发二分令消尽，下之待冷，又纳松脂八分，蜡二分，更着火上令和，即内诸药煎令沸，三上三下去滓，故帛傅药贴肿上，干即易之，如春去附子，其发须洗去垢，不尔令人疮痛。然而，当时尚未出现以穴位作为摩敷点的相关记载。

此外，唐代朝廷重视中医药的发展，并积极组织医家编写医学用书，这也使得中医膏方的加工和应用得到进一步发展。此时膏方也开始由治疗疾病向滋补强身、防病治病、延年益寿的方向延伸，并大多以某"煎"来为膏方冠名。唐代的官修本草如《新修本草》，以及《备急千金要方》等书中关于膏方的记载也不少见，如"杏仁煎""地黄煎""枸杞煎"即为当时所流行的滋补强身、防病延年一类的膏方。在王焘的《外台秘要》"古今诸家煎方六首"中如鹿角胶煎、蒜煎方等，均被用作滋补强壮类膏剂，上述诸方与现代滋补类的膏方在一定程度上有类似之处。《外台秘要》所载的"古今诸家膏方四首"包括《广济方》的阿魏煎、蒜煎、鹿角胶煎、地黄煎，《近效方》的地黄煎，《小品方》中的单地黄煎，以上均是具有较为明显滋补强壮作用的膏方。这表明早在唐代，膏方已开始应用于滋补强身，并在当代较为盛行。此时的膏剂不仅可供外用，也有内服制剂，并且较之前来看内服制剂在数量上更胜一筹。这段时期，大多医家把外敷药膏称为"膏"，而将内服膏剂称为"煎"。至此之后"煎"和"膏"的区分日渐明显。

6. 宋代——膏方发展已逐步走向成熟

北宋时期中医药事业发达，膏方的发展已逐步走向成熟，用途也日趋广泛，尤其在内服膏剂方面。宋代除了官办的和剂药局之外，民间药商也比较活跃，这大大推进了各种中药制剂的发展，同时也包括膏剂的发展。官方编撰的《太平惠民和剂局方》《圣济总录》等方书中记载了众多膏方。此时膏方无论作滋补用还是作治疗所用，均有较高临床使用价值，部分膏方一直沿用至今，主要以内服膏剂为主。

7. 金元——膏方治疗疾病多样化

金元时期的医家各擅其长。治疗方面向多样化发展，扩大了膏方治病的范围。此时"煎"的称谓已被"膏"的称谓所替代。疗疾补虚的膏方也为在诸多医著中有所体现。最早的饮食卫生与营养学专著《饮膳正要》中的荔枝膏、牛髓膏子、羊蜜膏等则是将膏方引入食疗方案之中，使得膏方的治疗范围进一步扩大。此时期滋补强壮类膏方为当世所盛行。

8. 明代——膏方百家争鸣，发展成熟

至明代中药成方制剂有较大发展，膏方的发展也进入成熟阶段，而且，制剂工艺也已基本固定，即用水多次煎熬，浓缩药液，最后加白蜜、蜂蜜、阿胶等辅料而成膏。明代缪希雍《先醒斋医学广笔记》谓：膏者，熬成稠膏也。明末医药学家倪朱谟所著《本草汇言》载有柿饼膏等多种膏方，并详细说明膏滋制备和服用方法。

此时期膏方的应用范围也得到相应扩大，记载成药的中医药著作也颇多，明初《普济方》是我国古代规模宏广、编次详细的方书巨著，书中外用膏药列成类

篇介绍。在明代的其他中医药文献中膏方数量也大大增加，并被临床广泛应用，膏方已成为临床治疗疾病的常用手段。这个时期所记载的膏剂名方迭现，其中许多膏方沿用至今。明代膏方的名称，多采用"某膏"的方式命名，此时"膏"已成为滋润补益类方剂的专用名。

明代医家大都擅用血肉有情之物调补身体。膏方的制作方法煎汁、浓缩，加糖、蜜或胶类收膏已成为大家的共识。这时期膏方已从药用延伸到膳食调养，同前几个时期相比，在此时期的膏方数量上要更胜一筹。

9. 清代——膏方广泛应用于临床各科

膏方发展至清代，已成为临床治疗疾病的常用手段，并广泛应用于临床内、外、妇、儿、骨伤等各科。其中许多膏方沿用至今，如《本草纲目》中的益母草膏，现已经过各种现代化手段加工制成加味益母草膏，具有养血调经的功效。

上至宫廷，下至民间，除了用于治疗疾病以外，用膏方滋补养生之风也较为盛行。《清太医院配方》《慈禧光绪医方选议》《医宗金鉴》等书中对于膏方的记载较为全面。膏方在清代朝廷中运用之广、数量之多，可从《慈禧光绪医方选议》一书中窥见一斑。此书共收各种内服膏方有30余首。其中收录了许多著名的抗衰老滋补膏方，有用于保健抗衰老的菊花延龄膏，用于治眼病的明目延龄膏，用于补益的扶元和中膏与扶元益阴膏，用于调治咳嗽的润肺和肝膏，用于治脾胃病的理脾调中化湿膏以及加减健脾阳和膏，用于治疗肝病的清热养肝和络膏等攻补兼施的综合调理类膏方。此时，用膏方的时间也不仅仅局限于冬季，也有用膏方在其他季节防病保健的相关记载。

清代叶天士《临证指南医案》中载有不少膏方医案。如《临证指南医案·虚劳》中记载：温（三二）阴虚督损，六味加麋角胶、秋石、川石斛膏。曹（十三）肌肉苍赤，脉小数疾，童真阴未充长，囊下肛前，已有漏卮。阳独升降，颠窍如蒙，常与壮水制火。犹虑变幻损怯，生六味去萸肉，加生白芍、黄柏、知母、人中白，蜜丸。沈，脉细涩，入尺泽。下元精亏，龙旺火炽，是口齿龈肿，皆下焦之虚阳上越，引火归窟，未尝不通。只以形瘦液少，虑其劫阴，致有疡痈起患，当预虑也。虎潜去广归锁阳，加山药、苁蓉、青盐，羊肉胶丸。《叶氏医案存真》中，治精血五液衰夺，阳化内风之证，治咳甚呕血吐食，均为用膏方来治疗调理的医案。

晚清的《张聿青医案》中列有膏方专卷，共举医案 27 例。反映了当时膏方的盛行和为医家所注重。张聿青撰有《膏方》一书，该书较全面地反映了当时医家运用膏方的临床经验。此时膏方用药常为 20～30 味，有的膏方用药量甚至更多，在收膏时常根据四诊合参、辨证施治对应选加阿胶、鹿角胶、龟甲胶、鳖甲胶等以加强补益阴精的作用。张聿青医家的观点对后世医家运用膏方治疗相关疾病的推进有着较为深远的影响。从《张聿青医案》第十九卷中，可见关于膏方的记载，其用药讲究，配伍周细，注重炮制指导临床操作。更重要的是张聿青的膏方应用强调辨证而施，因人、因时、因地制宜，用药也不拘泥于补益之品。近代内、外所用膏方日益丰富多彩，外用膏方多应用于中医外科，以治疗骨伤、皮肤疮疡等疾患为主，但亦有传承清代吴尚先医家的治病思想，内病外治，用膏外敷以治疗哮喘、腹水、肿瘤、痹证等各种内科疾病。内服膏方更是受到众人的追捧，不但用于单纯滋补养生，而且是治病疗疾的有效方法。

同时期，吴尚先著有《理瀹骈文》一书，该书是当时颇有代表性的膏方专著。书中对膏方的治病机制、应用方法，尤其在制备工艺上均进行了详细的论述和较完整的总结，指出"膏方取法，不外于汤丸，凡汤丸之有效者皆可熬膏""外治之理，即内治之理；外治之药，亦即内治之药，所异者法耳"。虽言外用之理，然而也告诉我们外治内治均为治疗的重要手段之一。吴尚先将膏方运用的内、外二法融会贯通，起到相辅相成的作用，指导临床实践。他在《理瀹骈文》一书中说："今人但知痞癖用膏，风痹用膏，而不知一切脏腑之病皆可用膏。余积数十年之经验，统会前人用药之旨，阅历十年，施送数万人，深知其效，故不惜为后告。"从文中可以看出其对膏方造诣之深重，非常人可及也。

10. 现代——膏方迅猛发展

中华人民共和国成立以后，膏方的发展也进入了新阶段，主要表现为膏方成品的增加，受益群体的增加，生产、贮存方式的规范化，应用范围不断扩大，以及研究成果不断涌现。

膏方相关专著的出版和收录的膏方数量也不断增加，1989 年出版的《全国中成药产品集》所收膏方共计 152 首。这些膏方中既有传统膏方，如两仪膏、龟鹿二仙膏，也有从其他剂型成方膏剂修改而来的，如十全大补汤改为十全大补膏、水陆二仙丹改为金樱芡实膏。近年来，膏方专著的出版如雨后春笋般涌现，如秦伯未出版的《膏方大全》，颜乾麟、邢斌等的《实用膏方》，沈庆法、沈峥嵘的《中医膏方》等。

现代诊断技术的不断应用和对疾病认识的不断深化，对膏方的发展和运用产生了积极的影响。伴随着现代生活水平的提高，人们对健康保健的意识也逐渐增强，膏方也陆续走进百姓的生活中。"未病先防，既病防变"的养生观念越来越被重视，各种体质、各种亚健康状态人群均可通过进食膏方来进行综合调理，因此掀起膏方盛行的浪潮。膏方的临床报道除传统的个案外，也出现了较规范系统的临床研究报道，如"补肺肾祛痰瘀"膏方主要通过温补肾阳，改善哮喘大鼠 HPA 轴功能低下状态，调节哮喘神经内分泌免疫网络紊乱，有利于哮喘的防治。同时有相关文献表明，吴氏等运用健脾温肾膏对 120 例哮喘患者进行治疗，表明对控制哮喘复发有较好效果。现代研究发现，冬令进补膏方，可起到调节免疫、加强人体免疫功能、增强人体抗氧自由基等作用。

南方各大中医院纷纷开设膏方门诊，这种因人、因地、因时制宜治未病的养生方式深受广大老百姓欢迎。南方各大地区人民群众对膏方进补的热情一年比一年高涨，各大中医院以及中医养生场所已经掀起膏方调补高潮，膏方市场呈持续火爆状态。在中医传统的养生保健理念中，用膏方来调理进补的观念被大众广泛接受，许多中药店都出售经济实惠、药方经典的传统成品膏方。上海、南京、广州等地百姓纷纷去当地中医院的膏方门诊防病保健，或者治疗各种慢性疾病，并且还习惯去老字号药房开膏方。吃膏方人群络绎不绝，受惠群众也大大增加。

近年来为发挥中医药特色优势，推动膏方产业发展，中华中医药学会、中国中药协会等单位将共同开展为期 3 年的中医膏方人才培养计划。这项人才培养计划将首先在 103 家治未病中医院逐步开展，为每个医院培养出 5 ~ 10 位膏方专家。据介绍，这个培养计划的师资单位为上海中医药大学附属龙华医院、江苏省中医院、广东省中医院、南京市中医院、武汉市中医院等 10 家医院，培养对象是具有 5 年以上中医医院临床工作经验的副主任医师以上职称的执业中医师。接受培训的人才将会进一步推广膏方运用，推进中医治未病的进程，为大众健康保驾护航。

2009 年 11 月由中华中医药学会和中国中医科学院主办，南京市中医院承办的中国首届膏方高峰论坛在南京市成功举办。这次论坛的成功举行，为膏方全国化发展起一定的促进作用。

2009 年 12 月中国首届冬至膏方文化节在山东东阿举行，与此同时，中华中医药学会中医膏方专家协作组成立。中医膏方协作组将利用院校教育、师承教育和继续教育等多方向、多途径，不断发掘整理膏方的传统理论，并制定膏方的相关标准，推进膏方学术与知识方法的传承。

伴随着中医养生保健热潮的悄然兴起，中医"膏方北进"渐成趋势。河南省开封市中医院率先在北方地区推广膏方，并在总结推广应用膏方经验的基础上，于 2009 年冬季成功举办了开封市中医院首届膏方节。膏方节集当代 30 多位名老中医养生保健经验之精华，特选道地中药材及珍稀名贵上品，推出十全大补膏、安神助眠膏等 12 种精品成方膏方。由于膏方显著的养生保健效果，甘甜缠绵的口感，以及古法手工熬制的制作工艺，自中医院膏方推出以来，广大需求者慕名而来，销售火爆。凡服用过中医院膏方的患者均感叹于膏方的神奇功效。

2009 年、2010 年河南省开封市中医院在连续举办了两届大规模膏方节的基础上，承办了由中华中医药学会主办的全国膏方培训班，来自全国 26 个省、市、自治区的代表参加了培训，膏方得到了大规模的推广，并以此拉开了"膏方北进"的序幕。

2014 年 9 月，全国中医药行业高等教育"十二五"创新教材中首次出版了《中医膏方学》，该版教材对中医膏方的概念、历史发展、适宜人群、制备方法、用法用量、保存方式、不良反应及处理等进行了较为全面的论述，同时对常见疾病的中医膏方辨证调治进行了比较全面的阐述，临床实用价值较高。

第二节　战国到明代中医膏方概要

1.《五十二病方》中的膏方

佚名方（战国时期）[外用]
【组成】冶黄黔（芩）、甘草相半。

【制法用法】煎之沸，即以布足（捉）之，予（抒）其汁，傅。

【功用】清热解毒。

【适应证】治疗外科诸伤、痈痘、疮疡、皮肤疥癣等。

【点评】本方出自《五十二病方》。"治伤痉：冶黄黔（芩）、甘草相半，即以酱膏财足以煎之。煎之沸，即以布足（捉）之，予（抒）其汁，傅"。其为外用膏剂的起源，主要用动物油脂制成膏剂，涂在皮肤上用以治疗各种疾病。本膏在现代应用中，可将等量的黄芩、生甘草浓煎后取汁，和入猪油成膏，涂擦于患处，对毛囊炎、青春痘、痤疮、皮肤溃疡等均有一定的疗效。

【应用点津】本膏只可外用，不可内服。本膏一次不宜制作过多，以免滋生细菌，导致创面的继发感染，因此，本膏使用以未破溃的疮疡为先。

2.《黄帝内经》中的膏方

豕膏（先秦）[外用]

【组成】猪油。

【适应证】外科疾病如米疽等。

【用法】治之以砭石，欲细而长，疏砭之，涂以豕膏。

【点评】《灵枢·痈疽》中提到的豕膏，用以治疗米疽，"发于腋下赤坚者，名曰米疽，治之以砭石，欲细而长，疏砭之，涂以豕膏，六日已，勿裹之"。又如"痈发于嗌中，名曰猛疽……其化为脓者，泻已则含豕膏，无冷食，三日而已"。

【应用点津】本膏只可外用，不可内服。豕膏单以一味猪油成膏，多用于刺破疮疡、放出脓液后外敷以防止感染。本膏同样注意不宜制作过多，应持续冷藏，以免变质诱发感染。

马膏（先秦）[外用]

【组成】马油。

【制法】以白酒和桂，以涂其缓者。

【功用】舒筋活络。

【适应证】筋脉纵弛者。

【点评】本方出自《灵枢·经筋》，对筋脉纵弛者"治之以马膏，膏其急者，以白酒和桂，以涂其缓者"。此时期均为动物油脂制成的简单膏剂，以外用为主。马膏以取象比类之法，取马奔驰千里之性，配合白酒、肉桂，治疗关节肌肉拘急不利。白酒善行、肉桂善温，可缓拘挛之筋脉。

【应用点津】本膏只可外用，不可内服。在日常制作中，可以浓煎肉桂，收膏时加入酒与马油，慢火收膏即可。需要注意的是，肉桂具有一定的皮肤刺激性，对肉桂及酒精过敏的患者不宜应用本膏。

3.《武威汉代医简》中的膏方

千金膏药方（东汉）[外用]

【组成】蜀椒四升、川芎一升、白芷一升、附子三十果。

【制法用法】凡四物皆㕮咀，置铜器中，用淳酰600毫升渍之，卒时取贲猪肪三斤先煎之。先取鸡子中黄者置梧中挠之三百，取药成以五分匕一，置鸡子中复挠之二百，薄以涂其雍者，上空者遗之中央，大如钱。药干复涂之，如前法。三涂去其故药。

【适应证】逆气，喉痹，心腹恚，嗌恚，血府恚，咽干，齿恚，昏衄，鼻中生恶伤，妇人乳余。

【点评】此方为古代贴敷膏方，对于打嗝呃逆、咽炎音哑、妇女乳汁不尽等气机壅塞者，可用花椒400克、川芎100克、白芷100克、附子300克，以水浓煎，加入猪油、鸡蛋黄混匀收膏。

【应用点津】本膏只可外用，不可内服。如自觉某部位气机壅塞不痛、胀闷不适，可取硬币大小药物贴敷于上，连贴三次即可。花椒、附子、川芎、白芷均有较强的行气散郁作用，一般疗效较为显著，如贴敷后皮肤发红、起疱则不宜继续使用。

4.《金匮要略》中的膏方

大乌头煎（东汉）

【组成】乌头（大者五枚熬去皮不必咀），蜜400毫升。

【制法】上以水600毫升，煮取200毫升，去滓，内蜜400毫升。煎令水气尽。

【功用】破阴散寒止痛。

【适应证】腹满寒疝，绕脐腹痛，发则冷汗出，手足逆冷，脉沉紧。

【用法】煎令水气尽，强人服七合，弱人服五合。不瘥，明日更服，不可一日更服。

【点评】川乌为大辛大热之品，能散寒气、消寒疾，制作时入大量蜂蜜可缓解其峻猛之药性，同时也能减轻其毒性。

【应用点津】本方毒性较强，不建议自制使用，如需使用应严格控制摄入剂量，以每日 1～2 克膏为宜，同时，服药时严禁饮酒。对川乌、草乌、附子过敏的人群禁用本膏。

猪膏发煎（东汉）

【组成】猪膏 125 克，乱发（如鸡子大）三枚。

【制法】上二味，和膏中煎之，发消药成。

【功用】滋阴润燥，和血通结。

【适应证】燥结血瘀发黄。

【用法】每次四两，早晚分服。

【点评】发为血之余，其有确切的补血功效，但由于现代药材质量的原因，本方用量可调整为猪油 500 克、发丝 50 克且该发丝需未经染烫。

【应用点津】该膏对药材质量要求较高，因此，并不建议自行制作。

5.《小品方》中的膏方

单地黄煎（东晋）

【组成】生地黄若干。

【制法】生地黄不拘多少。取汁，于铜钵中重汤上煮，勿盖釜，令气得泄。煎去半，更以新布滤绞，去粗滓秽。又煎，令如饧而成。

【功用】补虚除热。

【适应证】散乳石、痈疽、疮疖等。

【应用点津】生地黄具有较强的滋阴增液、清热解毒之功效，如有乳腺结节、乳腺炎及皮肤痈疽疮疖等，可取生地黄 300 克浓煎，煎煮过程中开盖以散热气，去滓煎至饴糖样。本方可内服亦能外用，每日内服量小于 20 克即可。

6.《备急千金要方》中的膏方

苏子煎（唐代）

【组成】苏子 680 克，白蜜、生姜汁、地黄汁、杏仁各 680 毫升。

【制法】上五味，捣苏子为末，以地黄汁、姜汁浇之，以绢绞取汁，更捣以汁浇，又绞令味尽，去滓；熬杏仁令黄黑，治如脂，再以向汁浇之，绢绞，往来六七度，令味尽，去滓，内蜜合和，置于铜器中，于汤上煎之，令如饴。

【功用】养阴润肺，降气化痰。

【适应证】阴虚咳喘。

【用法】每服2克，日三夜一服。

【应用点津】本膏药物皆为药食同源，易于获取及制作。如有咳嗽咳痰、咽炎且咳声低微缠绵、痰少难咯、晨起恶心等症状，可服本膏以降气化痰止咳，疗效较为显著。

7.《外台秘要》中的膏方

又疗发背及一切毒肿方（唐代）[外用]

【组成】生麻油40克，黄丹100克，地胆5克（捣碎，筛），生栗子四十九枚（取大小中者，熬焦，去皮碎，绢筛）。

【制法】和于铜器中盛，用炭火重汤煎候沫溢出，取小麦40克，分二人嚼取筋，急内药中搅，使与相和，膏擎下，安铜器冷水中，成膏讫。

【功用】解毒消肿。

【适应证】发背、毒肿等病。

【用法】外用适量。

【应用点津】本膏只可外用，严禁内服。原文中取小麦嚼取筋实为麦芽中的糖分。在现代应用中，可替代为适量的麦芽糖。仍要注意的是，本方不宜在家中制作，因黄丹、地胆皆有毒性，如无医生指导，用量较难把握。本膏可用于治疗蜂窝织炎，消肿拔脓、解毒消痛，一般使用量仅为1～3克。对地胆虫、铅粉过敏者不宜应用。

松脂膏方（唐代）[外用]

【组成】黄芩、当归、黄芪、黄连、芍药、大黄、蜡、芎各42.5克。

【制法】上八味咀，合松脂1020克，猪脂合半，微火煎之三上三下，绵布绞去滓，火炙傅纸上。

【功用】消肿止痛。

【适应证】痈肿。

【用法】随肿大小贴之，一日易三次。

【应用点津】本膏选药偏于寒凉，善治红肿明显、疼痛剧烈的热性痈疽。现代可以蜂蜡入药，既调和药性又可成膏。本膏仅可外敷，不可内服，可用于未破溃痈肿的消肿，如痈肿已溃则不宜继续使用。

8.《圣济总录》中的膏方

酸枣仁煎方（元代）

【组成】酸枣仁50克（生用），败龟17克（醋炙），海桐皮34克（锉），仙灵脾17克（去粗茎），赤石脂17克，萆薢17克（炒），羌活34克（去芦头），虎骨25克（涂酥炙）（现用代用品），蒺藜子17克（炒去角），石斛17克（去根），牛膝17克（去苗，酒浸，切，焙），巴戟天17克（去心），附子17克（炮裂，去皮脐），木香17克，杜仲17克（去粗皮，炙，锉），熟干地黄17克（焙干），白蜜68克（次入），牛酥25克（次入），桑枝一握（长一寸，锉）。

【制法】上十九味，将十六味捣罗为末，后用清酒600毫升，先煎桑枝令黄色，滤去桑枝，却下药末，更煎取沸，次下白蜜、牛酥，煎如稀膏，用瓷盒盛。

【适应证】主治柔风，身体疼痛，行履不得，中风筋骨拘急。

【应用点津】本方药物过多，具有较强的补肾壮阳之功效，但需要注意的是，方中温阳药物其性较强，对于阳虚不甚的患者不宜过服，同时，对于阴虚内热的患者禁服。方中虎骨现已禁用，可用鼢鼠骨、狗骨替代。

9.《兰室秘藏》中的膏方

清空膏（元代）[外用]

【组成】羌活、川芎、柴胡、防风、黄芩、黄连、甘草适量。

【制法】共研细末，入茶少许。

【功用】通络止痛。

【适应证】偏正头痛年久不愈及风退热上壅损目、脑痛不止者。

【用法】汤调如膏，临卧时抹在口内。

【应用点津】本方具有疏风清热之功效，能缓解风热头痛，消偏头痛。如偏头跳痛、舌红苔黄、恶风恶热等症状可酌情服用，脾胃虚寒、便溏泄泻者不宜过服。

10.《世医得效方》中的膏方

地黄膏（元代）[外用]

【组成】生地黄 60 克，黄连 37.5 克，黄柏 19 克，寒水石 19 克。

【制法】地黄研自然汁，和药成饼子。

【功用】清热解毒。

【适应证】逐去热毒瘀血，主眼外障，目被撞打，疼痛无时，瞳仁被惊，昏暗蒙蒙，眼眶停留瘀血；或风热赤目，热泪出。

【应用点津】本膏只可外用，不可内服。本膏应用时应贴于眼眶周围，可治疗目生障翳、白睛出血、视线昏蒙，对飞蚊症亦有一定的疗效。用药时避免药物进入眼中，如误入应用流水冲洗。

11.《御药院方》中的膏方

蛤蚧膏（元代）

【组成】麻黄 300 克（去根节），紫菀茸、艾叶（炮）、槐角（炒）、陈皮、枇杷叶（去毛）、桑白皮、甜葶苈、款冬花、薄荷叶、杏仁（去皮尖）、佛耳草、五味子、贝母、紫苏叶、皂角（去皮子）各 20 克。

【制法】上为粗末，用河水三斗，于锅内慢火熬至一斗半，搓揉匀，滤去滓，令极细。再用生绢袋滤过，以文武火再熬成膏，然后下后药两味，蛤蚧一对（雌雄各半，米泔刷洗二十遍，酥炙黄色），潞参一两半，为细末，与膏和匀，丸如弹子大。

【功用】敛肺止咳。

【适应证】远年近日咳嗽，上气喘满。

【用法】每服 1 丸，食后、临卧任意汤送下。

【应用点津】本方可用于咳喘欲脱、气逆气急的患者，但本膏组成较多，因此，对于本方的应用应谨慎，以免出现过敏等不良反应。本方调理气机以降肺气平喘及助肾纳气为主，双管齐下，降气止咳。

12.《太平圣惠方》中的膏方

地黄煎（宋代）

【组成】生地黄汁200克，蜜210毫升，生姜汁210毫升，砂糖60克，升麻80克（细锉，绵裹同煎），杏仁80克（去皮尖双仁，研成膏），人参120克（为末）。

【制法】先将上六味于银器中微火煎，频搅，以地黄等外汁尽为度，乃去升麻，下人参末搅匀，候冷，收置瓷盒中密盖。

【功用】补气养阴。

【适应证】主治虚劳羸瘦无力。

【用法】每服一枣大，含化，日夜各三次。

【应用点津】本方具有较强的补虚作用，但高血压患者不宜服用。现有研究表明，人参、升麻具有一定的升血压作用，血压控制不良的患者如服用易引起眩晕。同时，升麻内含较多挥发油，宜后下以发挥药力。

13.《太平惠民和剂局方》中的膏方

助胃膏（宋代）

【组成】白豆蔻仁、肉豆蔻（煨）、丁香、人参、木香各30克，白茯苓（去皮）、官桂（去粗皮）、白术、藿香叶、缩砂仁、甘草（炙）各60克，橘红（去白）、山药各120克。

【制法】上为细末，炼蜜和成膏。

【功用】补脾健胃，温中理气。

【适应证】主治小儿胃气虚弱，乳食不进，腹胁胀满，肠鸣泄泻，大便色青，或时夜啼，胎寒腹痛。

【用法】每服如芡实大一丸，用米饮化下，不拘时候。

【应用点津】本方可用于小儿肠鸣腹泻、夜啼等疾病，需要注意的是，小儿服药应严格注意药量，每日以3～5克为宜。同时，本方可加入100克吴茱萸制成外用膏，贴于脐部以及天枢、关元、中脘穴，可增强效果。

钩藤膏（宋代）

【组成】姜黄8克，没药（别研）、木香、乳香（别研）各16克。

【制法】上为细末，炼蜜和成膏。

【功用】温中行气。

【适应证】治小儿胎寒胃冷，夜间啼哭，呕吐乳食，大便泻青，状若惊搐，时有冷汗。

【用法】每服 12 克，儿一圆，如鸡头实大，煎钩藤汤化下，更量大小加减，不拘时候。

【应用点津】本方虽名钩藤膏，实以钩藤汤送下。在本方现代应用中，钩藤汤应待水沸腾后加入钩藤煎煮 10 分钟后关火，以免损失有效成分。对于小儿脾胃不和、中焦虚寒等证有较好的疗效，但应注意没药、乳香的摄入量。

14.《普济本事方》中的膏方

宁志膏（宋代）

【组成】人参 40 克（去芦），酸枣仁 40 克（微炒，去皮，研），辰砂 20 克（水飞），乳香 0.4 克（以乳钵坐水盆中，研）。

【制法】上为细末，炼蜜和杵，丸如弹子大。

【功用】宁心安神。

【适应证】失眠。

【用法】每服一粒，薄荷汤化下。

【应用点津】本方中朱砂为有毒中药，实际应用中应严格把控用量，不建议在家制作。同时，朱砂严禁加热，只可入丸散，在服用过程中以凉水或薄荷汤送下为宜。对于夜梦繁多、噩梦连连、心悸易惊的患者，适量服用本方可镇静安神助眠。

二神丸（宋代）

【组成】补骨脂 160 克（炒香），肉豆蔻 80 克（生）。

【制法】上为细末，用大肥枣四十九个，生姜四两，切片同煮，枣烂去姜，取枣剥去皮核用肉，研为膏，入药和杵，丸如梧子大。

【功用】温肾健脾。

【适应证】脾肾虚弱，全不进食。

【用法】每服三十丸，盐汤下。

【应用点津】本方中补骨脂、肉豆蔻能温脾肾阳、止五更泻。同时，方中姜枣健脾和胃，调理中焦气机，使饮食得下，对于中焦虚寒、阳气不足的食欲不良、便溏泄泻患者有较好的疗效。

15.《症因脉治》中的膏方

知柏天地煎（明代）

【组成】黄柏 62.5 克，知母 62.5 克，天冬 187.5 克，生地黄 187.5 克。

【制法】同煎三四次，冲玄武胶收膏。

【功用】滋阴泻火。

【适应证】肾虚阴火，上正门齿痛，或齿齼，或动而长，或浮痒燥黑，时常作痛，尺脉虚大洪数者；阴虚火旺之腰痛，热甚便秘，脉细数躁疾者；肾火上炎之肺热痿软，皮毛干揭，上则喘咳，下则挛拳。

【应用点津】本膏为泻火纯阴之品，知柏清气血热、地冬生阴液，配合龟甲胶、鹿角胶，阴阳互生。本方善治一切阴虚火热之证，但脾胃虚寒患者不宜。

16.《摄生总要》中的膏方

龟鹿二仙膏（明代）

【组成】鹿角、龟甲、枸杞子、人参等量。

【功用】滋阴填精，益气壮阳。

【适应证】真元虚损，精血不足证。症见腰膝酸软，形体消瘦，两目昏花，发脱齿摇，阳痿遗精，久不孕育等。

【用法】口服。一次 15～20 克，每日 3 次。

17.《医林撮要》中的膏方

百补交精丸（明代）

【组成】熟黄地 127 克（酒浸一宿、焙干），肉苁蓉（酒浸一宿、切、焙）、山药、牛膝（去苗、切、酒浸一宿、焙）各 62.5 克，泽泻、杜仲（去皮、慢火炒丝断）、山茱萸、柏子仁（微炒、另研）、茯苓、石膏（煅）、巴戟、远志、赤石脂各31.25 克，五味子 187.5 克。

【制法】上为末，蜜圆桐子大。

【功用】补肾填精。

【适应证】梦泄，精滑不禁。

【用法】每服二十圆，空心温酒下。

【应用点津】在制作过程中，可制成丸剂或膏剂。因本方中多数药物有黏腻之性，自身即可成膏，因此，膏剂制作时应注意蜂蜜用量，以免出膏过黏过硬、难以服用的情况。同时，本方仅适用于病理性遗精的患者（中年男性同时伴有早泄、阳痿、滑精），青少年生理性遗精属于正常现象，不宜应用本方。

18.《景岳全书》中的膏方

两仪膏（明代）

【组成】人参 120 ～ 250 克，熟地黄 500 克。

【制法】水煎 2 次，取浓汁加白蜜 120 ～ 250 克收膏。

【功用】补益气血。

【适应证】气血两亏，嗜欲劳伤，胃败脾弱，下元不固诸症。

【用法】口服，每次 15g，日 2 次，温开水冲服。

【应用点津】本膏为家庭日常保健养生常用膏方，其药力缓，易于制作，可补一身虚损，尤以补脾肾为先，因此，除儿童外，均可在秋冬季酌情服用本膏，每日用量 20 克左右为宜。

第二章　清代名医膏方精选

第一节 《慈禧光绪医方选议》中的膏方

1. 调肝和胃膏

【组成】党参 12 克，生白芍 15 克，石斛 15 克，桑叶 15 克，竹茹 12 克，焦山楂 12 克，焦神曲 12 克，焦麦芽 12 克，木香 10 克（研），枳壳 7.5 克（炒），橘红 5 克，生甘草 4 克，生白术 12 克。

【制法】将上述药物以水熬透，去滓，再熬浓汁，兑炼蜜收膏。

【功用】调肝和胃。

【适应证】主治肝阴不足，脾胃不和之证，症见胁痛不舒，胃脘痞满，嗳气呃逆，爪甲无泽等。

【用法】每服 18 克，白开水冲服。

【点评】光绪二十九年，慈禧太后 68 岁时，经常肝胃不和，消化较慢，纳食欠香，胸膈不爽，身肢觉倦，用汤药久治不愈。五月十九日，张仲元为慈禧拟了调肝和胃膏进行调理，具体膏方如上。诊脉显示，慈禧之脉"左关沉弦，右寸关沉滑"，按"沉为阴，弦为饮，沉弦则饮停腹中而时痛，沉为里，滑为食，沉滑则食宿肠里而难推"可判断，慈禧所患为肝经不调、饮食积滞之证。肝左肺右，脾胃为中焦升降之地，燮理阴阳。肝气不舒，则肝阳不升，肺亦不降，壅聚于中焦。加之饮食不节，积滞于胃脘，气机不顺，则胸膈不畅。脾胃被滞，不能运化，升清不能，故身肢觉倦，谷食不香。蓄而化热，则口中味苦。鉴于此，太医用健脾柔肝、消滞化饮的方法治疗。方中党参甘平益气，和脾胃，除烦渴；金石斛补五脏，厚肠胃；生白术健脾逐水，行气祛湿。三药甘淡平和，滋润柔雅，健脾胃，助运化，消饮逐水以固本。生白芍，味酸微甘，舒肝降气，止肝气痛；桑叶，入肺肝二经，清上平肝，明目；竹茹，甘寒，入阳明经，除呕哕气逆。三者合用，清肝热，敛肝逆，除呕哕而明目，以助肝左旋升之气。木香，沉而下降，统理三焦气分，健脾胃，消食积；枳壳，疏泄肺与大肠之气，逐水消痰，化食宽胀，散痞止痛；橘红，理气快膈，治嗽消痰。三者合用，沉降消胀，以助肺右肃降之力，舒肝理气、消积导滞以祛邪。焦山楂、焦神曲、焦麦芽具有开胃健脾、祛宿食、除胀满的功效。数药合用，平淡温和以镇守中宫，清肝敛阴助左升之机，降气化痰以达右降之力，畅膈宽胸，化饮消食，理气舒肝，健脾消痰，切合病情，服后即觉诸症减轻，身轻食进。

【应用点津】如春季出现肝区胀闷不适同时伴有消化不良、腹胀腹痛、食欲不振等症状，可在早春（2～3月）购买上述药材自行熬制膏方。本方的优势在于方药量小，易于把握，且无煎煮复杂的药物。在收膏阶段也可酌情加入蜂蜜30～50克。本方可以在春令当道、肝气旺盛前服用，具有较好的疏肝理气、调中和胃的作用。

2. 清热养肝活络膏

【组成】生地18克，白芍15克，酒当归15克，羚羊角9克，天麻9克，白僵蚕12克（炒），秦艽8克，橘红8克，川贝母12克（研），枳壳8克（炒），炒建曲12克，生甘草4克。

【制法】将上述药物以水煎透，去滓，再熬浓汁，炼蜜为膏。

【功用】凉肝息风，疏筋活络。

【适应证】适用于肝经风动之热，头晕，头痛，抽搐，神昏，目不清爽诸症。

【用法】每服12克，白开水送服。

【点评】光绪三十年，慈禧太后69岁时，肝经郁热上蒸，经常头晕且痛，目不清爽，面肌痉挛。三月二十一日、二十九日，四月初三日、初五日，御医四次为其熬制清热养肝活络膏进行调理。据史料记载，慈禧症状主要表现为头晕微痛、目不清爽及面风频发。慈禧平素即有肝血不足，肝火亢盛之象，足厥阴肝经上连目系出额部与督脉交于颠顶，正值三月，阳气升发，有余之肝火与阳气并举于上，扰乱清空，煎灼津液，痰火互结于经络，故见头晕微痛、目不清爽、面风等症，故治疗以养肝血以阴敛阳，清肝火以泻有余之火热，通络化痰以祛阻滞之邪。方中细生地，甘苦大寒，清热滋阴，补肾水真阴不足而凉肝经之热；生白芍，味酸微甘，养血滋阴，调养肝脾；当归，和血补血，养肝血而明目。肝藏血、心主血，肝阳、心神均以肝血、心血为用，营血充沛则双目能视，心神有依，营血不足，则肝阳无根，双目昏花，心无所守。生地、当归、白芍三者合用，滋阴润燥，清热养血，正能补养营血，养心明目，安神敛阳。羚羊角，入手太阴肺、少阴心包、足厥阴肝经，清心明目，平肝息风；明天麻，治诸风掉眩，头眩眼黑。两者合用，清肝经上焦之热，而有明目定旋之功。川贝母，消痰润肺，涤热清心；僵蚕通经祛痰，主皮肤风动如虫行；川秦艽，主寒热邪气，风痹，肢节痛。三者合用通筋活络，祛风消痰。枳壳、炒建曲、橘红健胃理气，消滞运脾，培补中宫。数味合用，养血滋阴、清心开窍以治本，通经祛痰、清热明目以治标，标本兼顾，足见医家之匠心。

【应用点津】本膏对于头痛伴有情绪易怒、口苦咽干、目赤干涩的患者尤为适用，因其病机均属肝阳上亢、肝经风热。制作该方时，不应将羚羊角同药物共同煎煮，应将其打粉后，每次 1 克兑入膏方服用，以更好地发挥其疏散风热、平降肝阳的作用。对于春季多发的头晕头痛、头重如裹、注意力不集中、双目昏暗赤涩等肝阳上亢表现，本膏也有较好的疗效。

3. 理脾调中化湿膏

【组成】潞党参 24 克，白术 12 克，陈皮 12 克，黄连 12 克（研），炒神曲 15 克，炒谷芽 15 克（研），砂仁 12 克（研），麦冬 24 克，茯苓 24 克，炙香附 15 克（研），藿香梗 12 克，炙草 15 克。

【制法】上述药物以水煎透，去滓，再熬浓汁，少兑炼蜜为膏。

【功用】益气健脾，开胃消食，化湿和中。

【适应证】适用于脾虚湿滞化热之脘痞纳呆，嗳腐吞酸，大便溏泄等症，舌苔白腻渐黄，脉滑。对现代医学中的慢性胃炎、慢性肠炎有较好疗效。

【用法】每服 10 克，白开水送下。

【点评】光绪三十一年，慈禧太后 70 岁时，因脾胃湿热郁阻，气机不畅，经常脘痞腹胀，纳食不香。四月十日，御医为其熬制理脾调中化湿膏进行调理。本方由香砂六君子汤加减而成。潞党参，味甘性平，益气健脾，补中养胃；白术，味苦、甘，性温，健脾燥湿；云茯苓，味甘、淡，性平，归心、肺、脾、肾经，渗湿健脾；佐以陈皮、炙香附芳香醒脾，理气止痛；砂仁，味辛性温，归脾、胃、肾经，用以健脾和胃，理气散寒；同时使以炙草调和诸药。在此基础上进行加减化裁，加藿梗、炒神曲、炒谷芽与黄连。诸药合用有利于醒脾消导。上述药物共同作用，以达益气健脾，开胃消食，化湿和中之功效。

【应用点津】如饮食以肉食、甜食为主且有脘腹痞闷、大便稀溏等症状，在每年6月份开始服用本方3个月可有效缓解症状。对于慢性胃炎、慢性肠炎的患者，全年均可服用，每疗程以1～2个月为宜。在服药的过程中，应调整饮食结构、荤素搭配，同时避免进食冷饮、辛辣食物，配合药物才能加速疾病康复。

4. 调中清热化湿膏

【组成】茯苓24克（研），陈皮12克，焦苍术12克，藿香梗12克，厚朴7.5克（炙），腹皮12克，黄连炭12克（研），黄芩12克（酒炒），白豆蔻12克（研），香附15克（炙），生白芍12克，泽泻12克。

【制法】上述药物水煎2遍，去渣取汁，文火浓缩，少加炼蜜收膏。

【功用】和中化湿，清热止泻。

【适应证】适用于湿滞脾胃兼有里热之证，即脾虚湿热蕴中，症见食少腹胀，大便溏泄，日行3～4次，形瘦无力，口干，舌苔黄腻。对现代医学中的慢性肠炎，运用此膏治疗有一定疗效。

【用法】每服10克，每日2次，白开水冲服。

【点评】光绪三十一年，慈禧太后70岁时，肝脾湿热上蒸，气机不畅，经常头目不清。四月二十六日，御医为其熬制调中清热化湿膏进行调理。此方为藿香正气散去表药，加清泻里热之味而成，对湿滞脾胃兼有里热之证，颇为合适。据记载，慈禧喜食肥甘厚味，湿热滞脾，故以调中清热化湿之类膏方为常用之品。方中藿梗其性味芳香可化在里之湿浊，且可辟秽和中，降逆止呕；陈皮燥湿和胃，降逆止呕，助藿香解表化湿；焦苍术、云茯苓健脾祛湿；紫厚朴、腹皮行气化湿，畅中消胀；黄芩性味苦寒，清热燥湿、泻火解毒；白蔻仁性味辛、温，入肺、脾、胃经，化湿行气、温中止呕；生白芍，味酸微甘，养血滋阴，调养肝脾；泽泻味甘、淡，性寒，归肾、膀胱经，利水渗湿、泻热。诸药合用，能使湿浊内化，气机通畅，脾胃调和，诸症自愈。

【应用点津】本方常用于暴饮暴食、过食辛辣食物后出现的胃痛胃胀、大便稀溏、肛门灼热、黏腻不爽等症状的调理。本方具有较强的清热化湿、理气调中作用，一般服用3～5日即能感觉腹胀消失、排便畅快。需要注意的是，本方中黄连、黄芩本就为苦寒之品，因此，服药后禁服生冷及刺激性食物，本方服用时间不宜过长，一般以 1～2 周为宜。

5.明目延龄膏

【组成】霜桑叶 8 克、菊花 8 克。

【制法】上述药物以水熬透，去滓，再熬浓汁，少兑炼蜜收膏。

【功用】清热散风，平肝明目。

【适应证】风热头痛，目赤；肝阳上亢，两目昏花。

【用法】每服 12 克，白开水冲服。

【点评】光绪三十一年，慈禧太后 70 岁，目疾久发不愈。七月十七日、十八日、二十二日、二十四日，御医四次为其熬制明目延龄膏进行调理。眼疾是慈禧晚年比较常发的病证之一，目为肝窍，五脏六腑之精气皆上注于目而为精，目受血而能视，脏腑劳伤，血气俱虚，五脏气血不足，不能荣养两目，故两眼昏花。平时调摄失宜，饮食乖戾，痰热渐生，痰热之气熏蒸于肝，故目无所见而疼痛。另外，肝血不足、肝经风热、肝火上炎等亦可致目视昏花。故目疾，首先以治肝为主。此方只以入肝经有清热明目作用的两味药霜桑叶、菊花组成，药专力宏，直捣病所。方中桑叶，味苦甘，性寒，入肺、肝二经，"最能明目长发"。桑叶不仅能明目，更是延年之佳品，又名"神仙叶"。《本草纲目》曰："桑叶可常服，神仙服食方，以四月桑茂盛时采叶。又十月霜后，三分二分已落时，一分在者，名神仙叶，即采取与前叶同阴干，捣末，丸、散任服，或煎以代茶饮。"菊花，《本草经集注》曰："味苦、甘，平，无毒。主治风头，头眩，肿痛，目欲脱，泪出……久服利血气，轻身，耐老，延年。"《本草通玄》云："属金与水，唯其益金，故肝木得平而风自息；唯其补水，故心火有制而热自除。甘美和平，得天地清纯冲和之气，是以服食家重之如宝玉也。"可见，桑叶、菊花均是治疗眼疾的要药，通常相偕而用，且均有延年之效，所以非常适合老年人，两者久煎成膏，滋润甘美，更宜服用。

【应用点津】本膏为老年保健常用，具有清肝明目的功效。年老后随着年龄增长，极易出现肾阴虚而肝阳亢的体质特点。本膏对于性情急躁易怒、双目赤涩、视物昏花、头昏头胀以及目生障翳的老年人有较好的疗效。如老年人出现上述症状，可取桑叶、菊花各 100 克进行熬制，对于血糖偏高的老人可用琼脂收膏。同时，本膏对于高血压患者也具有一定的降压作用，适宜秋冬季节服用。

第二节 《清太医院配方》中的膏方

1. 生肌玉红膏 [外用]

【组成】白芷 15 克，甘草 36 克，当归身 60 克，瓜儿、血竭、轻粉各 12 克，白占 60 克，紫草 6 克，麻油 500 克。

【制法】先用当归、甘草、紫草、白芷四味入油内浸 3 日，大勺内慢火熬至微枯色，用细绢滤清，将油复入勺内煎滚，下整血竭使化尽，次下白占，微火化开。先用茶盅 4 枚，预顿水中，将膏分作 4 处，倾入盅内，候片时，下研极细轻粉，每盅内投和 3 克，搅匀，候一昼夜取起。

【功用】活血祛腐，解毒生肌。

【适应证】治痈疽、发背等疮，溃烂流脓，以及疔疮、疗根脱出需长肉收口者。解毒消肿，生肌止痛。用于疮疡肿痛，乳痈发背，溃烂流脓，浸淫黄水。

【用法】疮面清洗后外涂本膏，每日 1 次。用时先用甘草煎汤，甚者用猪蹄 1 只，先水煎至软，去蹄及浮油，温洗患处，软绢挹净，挑膏于掌中，撩化，搽新腐肉上，外以太乙膏盖之。大疮，早、晚洗换两次，兼服大补脾胃暖药。

【应用点津】本膏只可外用，禁止内服。本膏有毒药物较多，不宜自行制作。

2. 神仙金不换膏 [外用]

【组成】川芎 20 克，白芷 20 克，生地 20 克，熟地 20 克，当归 20 克，白术 20 克，苍术 20 克，陈皮 20 克，香附 20 克，枳壳 20 克，乌药 20 克，半夏 20 克，青皮 20 克，细辛 20 克，知母 20 克，贝母 20 克，杏仁 20 克，桑白皮 20 克，黄连 20 克，黄芩 20 克，黄柏 20 克，栀子 20 克，大黄 20 克，柴胡 20 克，薄荷 20 克，赤芍 20 克，木通 20 克，桃仁 20 克，玄参 20 克，猪苓 20 克，泽泻 20 克，桔梗 20 克，前胡 20 克，升麻 20 克，麻黄 20 克，牛膝 20 克，杜仲 20 克，山药20克，远志20克，续断20克，良姜20克，何首乌20克，甘草20克，连翘20克，藁本20克，茵陈20克，地榆20克，防风20克，荆芥20克，羌活20克，独活20克，金银花20克，白蒺藜20克，苦参20克，僵蚕20克，天麻20克，南星20克，川乌20克，草乌20克，威灵仙20克，白鲜皮20克，五加皮20克，青风藤20克，益母草20克，两头尖20克，五倍子20克，大风子20克，巴豆20克，穿山甲20克，芫花20克，蜈蚣20条，苍耳头7个，桃枝30克，柳枝30克，榆枝30克，槐枝30克，桑枝30克，楝枝30克，楮枝30克，枫枝30克。

【制法】用香油7斤半将上药炸枯去滓，熬之滴水成珠，加章丹2000克凉透，再将细药（乳香22.5克、没药22.5克、公丁香20克、官粉40克、冰片2克、木香3克，共研极细末）搅入膏内。

【功用】散风，活血，止痛。生肌定痛，调血祛风湿。

【适应证】劳伤筋骨疼痛，痰喘咳嗽，左瘫右痪，手足麻木，赤白痢疾，疝气，疟疾，偏正头风，心气疼痛，寒湿脚气，男子遗精白浊，女子赤白带下，一切无名肿毒，跌打损伤。

【用法】临用时加细药：乳香、没药、血竭、轻粉、朝脑（即樟脑）、片脑、麝香、龙骨、海螵蛸、赤石脂，上为细末，瓷器内收贮，临摊膏药时掺上。五劳七伤，遍身筋骨疼痛，腰脚软弱，贴二膏肓穴、两肾俞穴、两足三里穴；痰喘气急，咳嗽，贴肺俞穴、华盖穴、膻中穴；左瘫右痪，手足麻木，贴两肩井穴、两曲池穴；男子遗精白浊，妇人赤白带下，月经不调，血山崩漏，贴两阴交穴、关元穴；赤白痢疾，贴丹田穴；小肠气、疝气，贴膀胱穴；疟疾，男子贴左肩，女子贴右肩；偏正头风，贴风门穴；腰痛，贴命门穴；心气疼痛，贴中脘穴；走气，贴二章门穴；寒湿脚气，贴两三里穴；一切无名肿毒、疬疮、臁疮、杨梅顽疮、跌打伤损、痞块，不必寻穴，皆贴本病患处即愈。

【注意事项】本膏只可外用，禁止内服。上药各切为粗片，用真脂麻油7200克，浸药于内，夏浸3日，冬浸半月方可；煎药黑枯色为度，用麻布1片，滤去滓，将油再称，如有十数斤，加飞过黄丹3000克；如油有2400克，加黄丹1600克，依数下丹，决无差矣。将油再下锅熬，黄丹徐徐投下。手中用槐、柳棍不住搅，火先文后武，熬成滴在水中成珠不散。春、夏硬，秋、冬软，此是口诀，瓷瓶内贮之。本膏药物组成较多，难于制作，因此，不建议在家自行制作。

3. 千金保胎膏 [外用]

【组成】当归 300 克，白芍 150 克，生地 240 克，甘草 90 克，续断 180 克，黄芪 150 克，白术 180 克 (炒)，苁蓉 150 克 (炙)，木香 30 克，黄芩 300 克，益母草 300 克。

【制法】上药切碎，每锅用料 1500 克，香油 7500 克，熬至枯黑，过滤去滓，再熬炼至滴水成珠，对入章丹 3120 克，搅匀成膏，置冷水中，去火毒后加热熔化，加入龙骨面 90 克搅拌均匀，备用。

【功用】补气补血，保育胎元。

【适应证】妇人气虚血亏，胎元不固，屡经小产。

【用法】取适量摊贴脐部。

【应用点津】本膏只可外用，禁止内服。对于习惯性流产、胎元不固的孕妇，可于妊娠 2 个月起外敷本膏。如正值夏季，应注意膏药 1 日更换一次，其他季节可 2 日更换一次。如贴药过程中出现皮肤红肿、瘙痒难忍则应立即停止贴药，清洁脐部皮肤后外擦氯雷他定软膏以抗过敏。

4. 延年涌泉膏 [外用]

【组成】杜仲 60 克，牛膝 60 克，熟地 60 克，附子 60 克，续断 60 克，甘草 60 克，生地 15 克，小茴香 15 克，菟丝子 15 克，天麻子 15 克，雄黄 6 克，木香 9 克。

【制法】用香油 1500 克，熬枯去渣，入黄丹 900 克，再加丁香、乳香、没药各 6 克，麝香 0.6 克，放入膏中，搅匀收膏即可。

【功用】强筋壮骨，延年益寿。

【适应证】①治下元虚损，梦遗滑精，阳物收缩，逢阴不举，贴两涌泉穴、阴交穴、关元穴。②治左瘫右痪，或麻木不仁，或行步无力，下部虚寒，或肿痛，贴两涌泉穴、阴交穴、关元穴。③治五劳七伤，贴膏肓穴、肾俞六、三里穴。寒湿脚气，贴两涌泉穴、三里穴。④治脚根痛，贴两涌泉穴、昆仑穴。腿肚转筋，贴两涌泉穴、委中。⑤治手大指次指麻木，或筋痛，贴两列缺穴、尺泽穴。手小指第四指麻木或痛，贴通里穴。⑥治肩膊或通手麻木，或筋痛，贴两曲池穴、肩井穴。漏肩风，贴肩井。⑦治疝气，贴两涌泉穴、阴交穴、阴廉穴。鹤风，贴膝眼穴。⑧心腹疼痛，或胀满，贴中脘穴。肚痛水泄痢疾，贴脐，并贴气海穴。⑨怒伤肝气，两胁胀痛，贴期门穴、章门穴。痞块，贴气海穴，兼贴患处。⑩治远年近日咳嗽，气急哮喘，夜卧不宁，贴两肺俞穴。⑪治妇女月水不调，或经至腹痛，或崩漏带下，子宫寒冷，素难受胎，贴两涌泉穴、阴交穴、关元穴。跌打损伤，俱贴患处。腰痛，贴肾俞穴。⑫治寒痰结核于肉内，皮色不变，贴患处。此症早贴易消。⑬治无名肿毒，疮疡未破，轻者贴之即消，重大者排脓败毒，破者拔去脓根，仍贴旧药生肌收口。⑭治先天不足，后天亏损，骨萎身瘦，阳气虚弱，以致腠理不密，易受风寒，常多疾病。⑮若长贴涌泉穴，兼贴肾俞穴、关元穴，终身永无寒温、脚气、瘫痪之证，且延年益寿，真仙膏也。

【用法】根据适应证讲述，贴于相应部位。

【点评】该方是《清太医院配方》一书中强筋壮骨、延年益寿的一个外用膏方，本方攻补兼施，适于虚中夹实诸症。方用杜仲、菟丝子补肾壮阳，附子、续断、雄黄以温经散寒，强壮腰膝，共治肾虚兼夹寒湿诸症。另取生地、熟地补阴配阳，以免药性偏于刚燥。牛膝、乳没活血化瘀，针对气血瘀滞诸症而设。外用膏方讲究渗透之功，故选用麝香、丁香、木香、茴香诸药芳香走窜以引领群药渗入体内发挥疗效，此为膏方用药一大特点。

【应用点津】本膏只可外用，禁止内服。本方煎煮过程较为繁琐，简便制法可取上药浓煎后兑入香油、乳香、没药、麝香即可，可作为日常保健贴敷用药。需要注意的是，膏中含有麝香，故有凝血功能障碍及出血倾向者，或妊娠期、月经期妇女禁用。

第三节　清代名医膏方精选

1. 五味子膏

【组成】五味子 500 克。

【制法】将五味子洗净，水泡半日，煮烂后滤去其滓，再熬至胶饴状，加入少量蜂蜜收膏。

【功用】敛肺滋阴，生津敛汗，涩精止泻，宁心安神。

【适应证】身体素虚导致的失眠、久咳、久泻、遗精、自汗等症。

【用法】空腹服用，每次 15 克，每日 1 ～ 2 次。

【禁忌证】素体多湿、多热、多实者不宜食用，外感不宜应用。

【点评】本方出自《慈禧太后医方选议·第二十九章·单味药方》。作为清宫宫廷用方，单味药膏方因其效力专、疗效显著流传至今。五味子膏因其制作简单，日常生活中即可制作，购买五味子 200 ～ 300 克，浸泡 1 天后浓煎收膏即可。同时，因其安全性高，口味良好，可作为家用保健的理想膏方。

五味子为木兰科植物五味子的成熟果实，经过干燥后制成药材，因其"皮肉甘酸、核中辛苦、都有咸味"而得名。《神农本草经》云：五味子主益气，咳逆上气，劳伤羸瘦，补不足，强阴，益男子精。李东垣认为，五味子治泻痢、补元气不足、收耗散之气。《本草纲目》提出"入补药熟用，入嗽药生用。五味子酸咸入肝而补肾，辛苦入心而补肺，甘入中宫益脾胃"。五行学说中，五味为五脏所喜，如饴糖补脾、芍药养肝，然而五味子因其五味俱全而咸独重，常用于一身虚损及肾虚的调养，这里的虚损，主要以"虚脱"为主。虚脱其意为因虚而脱，其可包含气、津、液、精等人体精微物质，久咳不愈则气脱、自汗淋漓则津脱、久泻不止则液脱、遗精日久则精脱。五味子性收敛，又因五味入五脏，可敛五脏之气。自汗为肺卫不固、腠理失司所致，治标则敛肺气，治本则生津液，酸甘化阴，肺气得固，则津不外泄。同理，久咳、久泻、遗精亦为五脏表里俱虚的表现。肺气上逆为咳，久咳则肺气耗，气耗则伤津，咳难愈；脾主运化，运湿无力则下泄，久泻则津液亏少；肾藏精，亦摄精，肾气不固则精自遗；心主神明，心气虚则神明不安，睡眠难实。五味子的作用意在以敛治标、以补治本，标本同治，有效补益身体虚损。在其制备方法中，因五味子内含果胶，煎煮后即可成膏，少量蜂蜜起调和、收膏作用。如治疗久虚咳喘、失眠，应将五味子捣碎后煎煮，以便核中辛苦之味得以入膏。

【应用点津】适用于一切虚损性疾病，气、津、精不足的患者均可酌情食用。在方药变化上，如虚咳连连可加入 50 ～ 100 克杏仁同五味子一同煎煮以降气止咳平喘；如自汗不止、动则加重可加入生黄芪 200 克以益气固表，辅助五味子敛阴止汗之功；如遗精滑泄、神疲乏力者，可加入山萸肉、沙苑子（捣碎）各 200 克以补肾固精、增强涩精止遗功效；如长时间腹泻难以缓解，可加肉豆蔻 50 克。

2. 育神养阴安眠膏

【组成】西洋参 60 克，茯神 160 克，酸枣仁 80 克，竹茹 80 克，生地 120 克，麦冬 120 克，白芍 100 克，肉苁蓉 100 克，羚羊角 40 克，五味子 40 克，炙甘草 40 克，远志 20 克，橘红 20 克，鲜青果 66 个，蜂蜜 1000 毫升。

【制法】上药入水煎透，去滓浓煎，加入蜂蜜收膏。

【功用】清肝降火，养阴安神。

【适应证】肝气过旺，阴热上浮，神疲失眠，脉左寸关弦软，右关沉滑。

【用法】空腹服 10 克，每日 2 次，白开水冲服。

【禁忌证】口苦、目赤、小便短赤涩痛等纯实证失眠不宜应用。

【点评】本方出自《清宫配方集成·气滞方》，为治疗肝火偏亢、阴不制阳、心神被扰、夜眠不安的常用膏方。心为君主之官，神明出焉，心窍通明则神气出入自如，昼出于外、夜归于内。肝者，将军之官也，谋略出焉，能藏亦能泻。心主血脉而肝藏血，二者功能以血液为中介紧密联系在一起。心为君，肝为臣，君火可统领相火而相火亦能辅助君火，肝为刚脏，体阴而用阳，肝气受情绪影响密切，气滞则易化火，化火则上炎，故有阴常不足而阳常有余之说。肝火一旦亢盛，相火上扰于心，心热则神明不宁，肝热则藏血不能。此热并非心经实热之表现，实为母病及子，肝火及心。神藏于心，赖于肝血的荣养，故心、肝二脏功能直接影响夜眠质量。方证中左寸关脉属心肝，弦为疏泄失职之征、软为阴血不足之象，右关属脾，本病虽非脾病，但肝强犯脾，运化水谷之力减弱，脾不运则生湿，故脉位沉性滑，实为肝气所蔽也。

在治疗中，除注重泻肝热、行肝气外，更应注意心阴的调护。泻肝多为苦寒直折之品，易于伤阴伤液，肝火亢盛，心阴必受煎熬，故敛阴增液之法同样重要。本膏特点在于行气泻热、滋阴安神，未使用龙胆、栀子等清泻肝心实热的药物，意在保护阴液以固心气，以避清热耗气之嫌。西洋参为益气清热之首选，在诸参中独具一格，其清热、养阴、益气、增液之效力极强；鲜青果疏肝力夸，配合羚羊角之清热作用，清解肝热，凉血安神；生地、麦冬养心阴、清心热，滋阴与清热并举；白芍酸敛肝阴，亦能调和肝脾；酸枣仁调养心肝阴血；少量橘红醒脾宽中，助脾健运；竹茹清热除烦、开郁安神；茯神、远志、五味子、炙甘草共奏安神之功用。

本方应用时应多加注意。首先，方中虽有清热行气之力，但整体仍以补阴安神为主，故心经热盛、水气凌心、奔豚怔忡的失眠患者不宜服用，以免加重病情。本方蜂蜜用量较大，意在生津有源，但痰湿较盛、消渴、血糖控制不佳的患者应慎服或改用木糖醇 500 克收膏。

【应用点津】在药物变化方面，如急躁易怒、口苦目赤时可加入川楝子、柴胡各 100 克以凉肝气、解肝郁；如夜眠不实、噩梦连连，可加生龙骨、生牡蛎各 200 克，珍珠母 30 克，以平降肝阳、凉心安神；如潮热盗汗、五心烦热等症状，可加入丹皮、赤芍、玄参各 100 克以清解气分之热。

3. 理脾调气化湿膏

【组成】生白术 120 克，茯苓 120 克，白扁豆 120 克，炒神曲 120 克，炒薏米 180 克，菊花 80 克，佛手 40 克，陈皮 60 克，醋香附 60 克，炙甘草 60 克。

【制法】上药水煎去滓，如此 3 遍，再将滤液加热浓缩，兑入适量蜂蜜收膏。

【功用】理气化湿，解郁清肝。

【适应证】气道欠调，稍有浮热，胸膈壅闷，胁肋胀痛，脘腹痞满，情志不畅，大便溏泄，舌边稍红，苔薄白，左关稍弦，右寸关缓滑。

【用法】餐后服 10 克，白开水冲服。

【点评】本方出自《清宫配方集成·脾胃方》，用于治疗肝郁脾虚、痰湿壅塞的胁痛脘痞、便溏泄泻。脾胃者，仓廪之官，五味出焉，脾为后天之本，是一身气血化生之源泉。同时，脾胃与肝同居于中焦，上承心肺而下载肾脏，为人体气机运行的中枢。脾气以升为顺，胃气以降为和，肝气循环中焦，三者功能良好，人体运化水谷、排便泻浊功能才能正常有序。随着生活、工作压力的增大，情绪对人体产生的影响越来越大，若心情不畅不能及时调节，肝气郁阻，轻者滞而不行，重者结而生聚。肝气郁滞，肝络不通则胁肋胀痛；肝气停聚，气滞中焦则脘腹胀满。中焦气机久而不通则生痞，痞聚不化而胸膈满闷、气道欠调。同时，肝郁则横逆犯脾，脾无以运化，久而久之则脾虚，久虚则湿盛，大便溏薄；脾气久虚则脾气失约，脾胃运化未完而便，便中多见不化之完谷。凡肝病及脾，初以肝气困脾为主，脾气尚足，而脾病日久则脾气日衰，无以运化。舌边属肝，舌红为热象，左关脉弦而右关缓滑，为肝气盛于外而脾气亏虚于内的表现，正符合其肝气乘脾之病机。

治疗该病，当以疏肝扶脾为治则，肝脾同调，行气助运，其病在肝，但偏重补脾。《金匮要略·脏腑经络先后病脉证》中提出"见肝之病，知肝传脾，当先实脾"的思想，实脾则肝自愈，此治肝补脾之要妙也。本方中白术、茯苓、白扁豆健脾益气、燥湿利湿；陈皮、佛手和胃化痰、宽中行气；炒薏米、炒神曲皆为稻米水谷所生，炒用去其寒性，取其醒脾开胃、行气消食之用；香附、菊花行肝气、清肝热，用量较小，助肝行气；最后稍用炙甘草调和药性，少量蜂蜜收膏。本方药性平和，不温不燥，醒脾与健脾并重，同时，用蜜量小，以避其滋腻困脾之过。在脾虚生痰或痰湿较盛的膏方组方中，常应减少蜜的用量，防止其壅滞气机。

【应用点津】如情绪敏感、易激易怒，则可加香橼 40 克、薄荷 20 克以开郁行气；如两胁、胃脘痞闷不舒，可加枳壳 20 克、木香 50 克以除胀消痞、行气止痛；如腹胀频频、胃脘冷痛，可加生姜 50 克、党参 100 克。

4. 调味膏

【组成】雪梨 400 克，生地 100 克，杏仁 200 克，生姜 100 克，苏子 100 克，白蜜 200 克。

【制法】上药共捣取汁，煎熬浓缩，最后加入白蜜收膏。

【功用】降气化痰，清补脾胃。

【适应证】干咳，气上似喘，腰酸耳鸣，大便不畅，耳鸣面差，夜眠欠佳。

【用法】每次 5～10 克，晨起另服燕窝 10 克可加强疗效。

【禁忌证】寒痰壅肺引起的咳嗽不宜食用。

【点评】本方出自《清宫配方集成·脾胃方》，实为光绪皇帝所用，其证以腰胯酸痛、大便不畅、小便量少而频、失眠耳鸣、烦喘口渴为主。书中论其脉象，以沉细无力，两尺尤甚，左关弦，右关不调为特点。若论喘咳之证，当与肺脏相关。肺主司宣肃，或因外感，或因里虚，肺气郁闭失降或气无所纳则有肺气上逆，发为喘咳。本方证因其两尺脉弱，且腰酸耳鸣，当先定其为虚证。此虚何来？当以肾虚为主。肾主纳气，维系呼吸之深度，肾虚不纳则无以克制肺气，宣散过度则上逆为喘，其喘而无力，气无所主，故气上似喘，其势不甚。同时，大便虽有不畅但非燥屎，实为肺肾气虚，大肠无力传化；小便量少而频亦为肾虚不固，溺窍失职的表现；肾主水，可藏阴液，肾虚则津少，津少则口渴，阳虚上浮发为耳鸣；肾水虚则难制心火，进而坎离不交以致失眠。先天既亏，需后天之培养，五脏皆不足。

治疗该证，以补脾生津、助肾纳气为主，同时也应降肺气、开脾气以平喘。方中加入甘凉之雪梨，大补肺胃津液；生地壮水之主，补肾益阴，使肾脏恢复藏泻功能；生姜温中止咳，调和脾胃之气；苏子、杏仁降气平喘，润肠通便，维系肺的宣降功能；白蜜健脾和胃补虚，既充实生津之源头，又防止寒凉伤中。

本膏擅长治疗久咳阴虚、肾虚喘嗽的患者，但其组成多药食同源、量小力轻，常用于咳喘不甚、肾虚不重患者的日常调理。仍需注意的是，本方性凉，如出现咳嗽咽痒、咳痰稀白、畏寒肢冷、恶寒发热、头身困重等症状，并不适宜食用本方。

【应用点津】在药物变化方面，如干咳难忍，甚至咳血者，可加桑叶、枇杷叶各100克；如腰酸时痛、双耳虚鸣尤甚，可加肉苁蓉200克、山萸肉100克；如面色晦暗无泽、大便不畅，可加黄精150克、菟丝子200克；如咳喘欲脱、上下气不相接者可加石决明、磁石各50克以重镇降逆。

5. 加减健脾阳和膏

【组成】党参200克，茯苓200克，枇杷叶200克，白术150克，陈皮150克，厚朴150克，草豆蔻150克，桔梗150克，苍术150克，紫苏150克，木香100克，炒山楂100克，炒麦芽100克，炒神曲100克。

【制法】将上药切碎，水煎后，去滓再煎3遍浓缩，兑入少量蜂蜜收膏。

【功用】温运脾阳，化湿行气。

【适应证】脾阳不足、湿邪内盛之痰多食少，脘腹痞满，口淡无味，舌苔白腻，脉滑。

【用法】每服10克，白开水冲服。

【禁忌证】阴虚及实热壅盛者不宜食用。

【点评】本方出自《慈禧太后医方选议·第十三章·治脾胃病医方》，用于治疗寒湿困脾、中阳不升的食少便溏、乏力困倦等症。脾为后天之本，运化水谷以灌四旁，同时，脾性喜燥而恶湿，若体内湿邪较盛，则首先影响脾的燥湿行水功能。湿困日久，则脾气不能上达，久之则脾阳受损。脾与胃互为表里，胃主受纳水谷而脾主运化，脾阳不振则无以运化，饮食停滞胃中，久而不去，胃中完谷不化、难以下传于肠腑，胃气不降则难以进食，此为有形之胀也。同时，脾胃气机壅塞，停聚中焦，气滞湿盛，互结生痞。食物之五味，皆从口入于胃，脾虚则无以辨五味，故多见口淡乏味，实为湿邪困脾之征象，湿邪上泛于舌，则生腻苔，入于脉中，则为滑脉。论其根本，多为本虚标实之证，以痞满痰盛为标、脾虚胃积为本，治疗中应重于健脾燥湿、和胃导滞，气机通畅则痞自消，阳气自复。

本膏中以健脾益气燥湿之异功散为主，党参益气、茯苓利湿、陈皮宽中、白术燥湿，此方中未用甘缓之甘草，防止其收敛药性、减缓药力；平胃散之厚朴、苍术既燥湿健脾，又下气除满，意在疏解脾胃气滞；桔梗、紫苏、枇杷叶开肺气、下胃气，调畅气机，助胃化积；焦三仙、木香能健脾和胃、行气消积，使胃腑得以通畅，以助脾气恢复；草豆蔻为辛温善行之品，其味芳香，能振脾阳、开气郁、燥湿邪，去除蒙蔽脾气之痰湿，助脾开运。

【应用点津】在药物变化方面，如出现胃脘虚冷、胀闷不舒感可加干姜30克以温散中焦寒气；如呃逆频繁、时而呕出清水痰涎者，可加竹茹200克、白豆蔻100克、藿香100克，以调和脾胃、化痰止呕。

6. 养阴荣肤膏

【组成】生地150克，白芍150克，麦冬150克，天冬100克，紫菀75克，百合150克，北沙参150克，茯神150克，酸枣仁150克，狗脊150克，砂仁50克，陈皮40克，蜂蜜2000克。

【制法】上药水煎去滓，取滤液再煎3遍浓缩，兑入蜂蜜收膏。

【功用】养肝荣肤。

【适应证】肝血亏虚之夜眠不实、皮肤晦暗无泽，左关稍弦，右寸沉滑。

【用法】每服10克，每日1～2次，白开水送服。

【禁忌证】肝实及脾虚者不宜。

【点评】本方出自《清宫配方集成·妇科方》，多用于治疗更年期女性夜眠欠佳，面色晦暗等。叶天士认为，女子以肝为先天，随着年龄增长，天癸之势不断衰减，女子七七之年，天癸将竭，此时肾气不足，胞宫失养而无子。《素问·上古天真论》提出的"任脉虚，太冲脉衰少"之说中，任脉主生殖孕育，而古代医家认为，太冲脉为"五脏六腑之海""十二经之海"，主司一身之血。心主血而血能养神，血不足则神不宁，故眠难实。十二经循行周身，其分支、络脉多交汇于头面，太冲脉衰少则诸经气血虚少，经气不充则面无光泽、晦暗枯槁。同时，肝藏一身之血，太冲脉衰则肝血不足，血为阴液，阴血虚少则无以濡养脏腑形骸，除面部外，其四肢及周身肌肉皮肤均晦暗无华、其形不充。肝阴不足则制阳不能，肝经虚火上扰，情绪易怒，夜眠欠佳。在绝经前后的时间里，虽多见烘热、易怒等症状，但其本质为阴液亏少、亢阳化火。

在该病的治疗中，首先应考虑乙癸同源，行滋水涵木之法，肝肾同调。其次，金为水之母行，补金亦能生水。本膏在组方上，讲求滋肾、补肝、养肺三法并重，生地、狗脊专补入肾，一阴一阳，意在阳中求阴、阴中求阳；北沙参、天冬、百合、紫菀四药共用，降肺气、滋肺阴、清虚热，补益肺之气阴以助肾水；白芍擅于养血益阴、平抑肝阳，其阴柔之性可使本膏补阴而不外泄；茯神、酸枣仁、麦冬清心补肝，养血助眠；陈皮、砂仁同用，行气化湿，使众多滋阴药物不至于壅滞气机。

本方补阴之力较强，兼以养血安神，适用于平素有咽干口渴、烘热汗出、情志易怒等症状的更年期失眠患者，但本方滋腻厚重，易阻气机，故肝有实证及脾胃虚弱者不宜服用，以免阻滞气机，加重病情。

【应用点津】本方肝胆湿热、肝经火盛及脾胃气虚、脾阳不足的患者不宜食用。在药物加减方面，如出现面色晦暗较重、暗无光泽者，可加入桃仁100克、红花100克以活血荣肤；如有入睡困难、少气懒言、口唇色淡等症状，可加川芎150克、阿胶150克以滋血养肝；如烦热汗出、易激易怒，可加香橼150克、佛手150克、玄参200克以柔肝养阴助眠。

7. 凉膈和胃膏

【组成】生地300克，黄连30克，竹茹60克，栀子60克，煅石膏60克，陈皮60克，法半夏60克，泽泻60克，玄参100克，赤茯苓100克，石斛100克，枳壳40克，厚朴40克，炒山楂200克，炒麦芽200克，炒神曲200克，蜂蜜1000克。

【制法】上药粉碎水煎去滓，取滤液再煎3遍浓缩，兑入蜂蜜收膏。

【功用】清退阴热，平胃扶脾。

【适应证】胸膈烦热、口渴善饥、食后难消、右寸关脉洪数而滑的胃中瘀热阻滞、脾阳不行之证。

【用法】早晚饭后服 10 克，白开水送服。

【点评】本方出自《清宫配方集成·脾胃方》，擅长治疗胃火亢盛而脾虚不运的食积证。所谓食积，即饮食不能被脾所运化而停留胃中，久而不化则损耗脾气，形成胃强脾弱之局面。《素问·灵兰秘典论》中提到：脾胃者，仓廪之官，五味出焉。胃受纳水谷而赖于脾的运化，脾运则水谷得以化生精微，再由脾气上输至肺，灌溉润泽全身，如胃中食积不化，久之郁而化热。论胃中之郁热，犹如釜底之薪火，煎熬胸膈，同时，胃主降浊，胃气不降则浊气充塞胸膈，扰其清静，故胸膈烦热郁闷。胃热盛则耗伤津液，津液不足则口渴喜饮，同样地，津液不足也会导致胃中燥热、喜食善饥，又因脾气虚弱，故食后难以消化。此病病位在中焦，久而累及上焦，虽脾虚为本、胃实为标，其脉象当以洪数之实象为主。

本膏组方立意在于大补胃阴、助胃消食以鼓舞脾气恢复，同时，仍需清解食积郁热。方中重用生地黄 300 克，清热滋阴，配合玄参、石膏、栀子、黄连四药，有效地清解胃中及胸膈郁热；炒山楂、炒麦芽、炒神曲三者同用，一方面消食和胃、行气导滞，另一方面，配合枳壳、厚朴、陈皮、法夏四药，化积与行气并用，一举清除胃中之积滞；泽泻能泻热降浊、赤茯苓凉血，二者共同辅助上药清解胃中郁热；石斛与蜂蜜意在固护胃阴，以防泻热太过而伤阴。

食积患者在应用本方的同时，仍需注意在饮食上进食易消化的食物或减少进食，以免加重病情，同时，上方诸药均可根据实际症状略作加减，以应对不同病证。

【应用点津】在药物加减方面，如胸中烦热、易被激惹，可加淡豆豉 60 克；如大便不通、便下干结，可酌情加大黄 20～40 克；如小便色赤、灼热疼痛，可加竹叶 80 克、滑石 40 克；如胃脘胀闷，甚则呕吐，可加旋覆花 50 克（包煎）、苍术 100 克，以和胃降逆；如消化不良较重且进食后胃脘灼热加重者，可加入海螵蛸 100 克、鸡内金 100 克。

8. 调气化饮膏

【组成】沙参 200 克，茯苓 200 克，槟榔 200 克，三棱 200 克，白术 150 克，苍术 150 克，厚朴 150 克，陈皮 150 克，鸡内金 150 克，枳实 150 克，木香 100 克，砂仁 100 克，甘草 80 克。

【制法】上药切碎后浸泡 2 小时以上，煎煮去滓，如此 3 遍，取滤液加热浓缩，加入适量蜂蜜慢火收膏即可。

【功用】调气理脾，和胃化湿。

【适应证】脘腹胀满，脾虚不运，食滞胃中，呕恶吐逆，纳呆，倦怠乏力，舌苔白腻而厚，脉滑。

【用法】每服 20 克，餐后白开水冲服。

【禁忌证】本方偏于温燥，素体阴虚或虚热内生者不宜食用。三棱与芒硝、玄明粉等药物相畏，不宜同服。

【点评】本膏出自《慈禧太后医方选议·第十三章·治脾胃病医方》，多用于治疗脾虚不运、水饮停胃的胀痛气逆诸证。论食积一病，其治法有二，其一为消食顺气，其二为行气导滞，因饮食积滞与气机壅滞的程度不同，其治法也略有不同。本方中提及食积一病，多因脾胃素虚，运化无力，饮食停于胃中，阻滞气机，肝气不舒则壅塞胃中发为腹胀，胃气不降则携浊上泛发为呕恶。该病发病机理除饮食无节外多以土壅木乘为主，因此，对气的调整尤为重要。《素问·灵兰秘典论》中指出：肝者，将军之官也，谋虑出焉。肝主疏泄，尤以统领脾胃气机升降为主，脾主升而胃主降，二者同属土行，肝属木，如肝气郁滞不行，则木强乘土，同理，当土行虚弱，肝木也会上乘于脾胃，扰其气机，苔白厚腻、脉象滑均为脾虚之象。古有仲景"见肝实脾"之要妙，本证脾虚明确，充实脾气使其复运的同时有利于肝气开泄，肝气调和则脾胃升降将复，其病易于痊愈。

正如上文所述，本膏在用药上行肝气、健脾气、消胀满，其中尤以行肝气为主。《神农本草经》中认为沙参具有化积、补中、益肺的作用，而《药性论》中更指出其具有养肝气、行五脏之气的作用。因此，本方运用微寒之沙参，既补脾益胃、凉肝行气，又能抑制诸药温燥之性，避伤阴之嫌；槟榔、厚朴同用，共成下气除满、导滞化积之功；木香、枳实、砂仁三药芳香善行，能清浊化湿，同时，三药分别入于肝、脾、胃三经，能行三经之气，配合槟榔、厚朴等药，改善脘腹胀满、呕恶吐逆等症状；三棱入于肝脾，善疗气痛，因其破郁之力较强，配合气药，能破诸多气聚食积；白术、苍术、陈皮、茯苓四药健脾燥湿、行气助运，意在实脾，以助肝气；鸡内金健胃消食，以形补形，恢复胃的传导受纳功能；甘草调和诸药，缓其温燥之性，使其调气而不耗气，祛邪而不伤正。

值得注意的是，本方虽有沙参、甘草等药抑制诸多气药温燥之性，但本方仍为温燥善行之品，因此，素体阴虚及虚热内生的患者不宜服用。同时，服药期间应忌辛辣、戒气怒，以免影响肝气恢复。

【应用点津】在药物加减方面，如反复恶心呕吐，可加藿香、苏梗各 150 克以降逆止呕；如口中有酸腐气味，可加白豆蔻、佩兰各 60 克以行气化浊；如腹中烦热、舌苔泛黄者，可加入黄连 60 克以清利湿热；如矢气频作、呕出或便出未消化食物，可加焦三仙各 150 克以助胃运化；如兼有情绪不良、易激易怒或忧愁善叹等症状，可加郁金 150 克。

9. 和肝理气化湿膏

【组成】柴胡 100 克，法半夏 150 克，陈皮 150 克，青皮 150 克，郁金 250 克，枳壳 200 克，川贝 200 克，白芍 200 克，桔梗 200 克，茯苓 200 克，瓜蒌 300 克，炙甘草 100 克，蜂蜜 3000 克。

【制法】上药切碎，水煎去滓，如此 3 遍，兑入蜂蜜慢火收膏即可。

【功用】疏肝理气，化湿和胃。

【适应证】平素肝气郁滞，每逢春季则左胁胀闷不适，侧卧加重，左关脉弦缓。

【用法】每服 15 克，白开水送服。

【禁忌证】肝经湿热、大便黏腻臭秽者及肝胆火盛、口苦便干者不宜服用。

【点评】本方出自《慈禧光绪医方选议》，为治疗气滞胁痛、胸胁胀满的常用膏方。《尚书·洪范》中对于五行的属性进行如下概述：水曰润下，火曰炎上，木曰曲直，金曰从革，土爱稼穑。因五行对应五脏，故肝也有能屈能伸之特性。中医认为，四时通应于五脏，脾主四时而常滋养全身，春季为肝当令之时，其性亦通肝性。春季万物生发，一派生机勃勃之象，同样地，肝气蓬勃充盛，疏泄一身之气机。肝为风木之脏，因其气机主升主动，故肝气易逆易亢，其性刚强，故为刚脏。本证之胁痛何也？皆因肝失疏泄，气机壅塞肝络而生胀闷，气滞日久则损及血脉，血行不畅，肝气不通，不通则痛。叶天士在《临证指南医案》中提到"肺金清肃下降之令以平之，中宫敦阜之土气以培之，则刚劲之质，得为柔和之体，遂其条达畅茂之性，何病之有"，指出肝气调达与肺、脾二脏功能密切相关，因此，开泄肝气的同时更应降肺气、培脾气。

本膏在组方上皆遵循仲景"辛开苦降"之配合选药，对于肝、脾、肺三脏进行针对性治疗。方中柴胡、法夏为小柴胡之精华，辛能解肝郁、苦能降气逆；青皮、郁金二药一热一寒、一辛一苦，能平调肝之阴阳、疏肝解郁；桔梗、川贝二药一宣一降，助金抑木，以降肝气；陈皮、枳壳芳香化湿，茯苓、炙甘草助脾健运，实脾以防肝气横逆；瓜蒌性滑，能散结宽胸、消胀满；白芍阴柔酸敛，既敛肝阴，又和肝络，柔肝止痛。

本膏原方中蜂蜜用量较大，但在实际应用中应酌情加入，虽蜂蜜能敛肝阴，但因其性黏腻，易阻气机，使气滞难去。同时，口苦咽干，大便干结，黏腻不爽以及易激易怒等肝胆湿热、肝经火盛的患者并不适合服用本方，以免延误病情。

【应用点津】需要注意的是，本方在制作过程中，应将川贝粉碎，当其余药物收膏后将川贝粉兑入膏方中搅拌均匀即可。在药物加减方面，如胃脘时有振水音、时而呕出清水痰涎者，可加白术150克、苏梗150克、竹茹150克以化痰降逆止呕；如肝区胀闷难耐、情志抑郁等症状，可加薄荷60克、苍术100克、厚朴100克、生姜100克以开导气机、疏肝解郁；如月经不调、经气无规律及经血量少等症状，可加川芎100克、当归100克、香附150克以行气活血调经。

10. 河车膏

【组成】党参200克，生地200克，枸杞200克，当归200克，紫河车3具（现多用紫河车120克）。

【制法】上药切碎，水浸后煎煮去滓，反复3遍，再将滤液加热浓缩，兑入蜂蜜慢火收膏即可（现代常将前四味浓煎去滓后将干紫河车研末兑入）。

【功用】补虚强壮，暖宫种子。

【适应证】男妇诸虚百损，五劳七伤；先天禀赋不足，元气素虚，动转多病，不耐苦劳；男子肾虚阳痿，精无子嗣；妇人子宫虚冷，屡经堕落，不成孕育。

【用法】每服20～30克，早晨以黄酒送服。

【禁忌证】服药期间戒气怒、房劳，忌食血物、烧酒。

【点评】本方出自《清宫配方集成·补宜方》，擅长治疗久虚痼疾、男女不孕不育等，具有极强的补虚作用。男子不育、女子不孕，论其根本，当为肾气不足、气虚血少。男女先天之精皆藏于肾，随天癸而浮越，男女之精交合，此为胎儿孕育之初始；胎儿卧于胞宫之中，得气血资助而生长，此为胎儿发育之根本。如男子肾气不足、元阳虚弱，则肾精虚冷，难以有子；如女子气血素虚，肾气不固，则胎元不安，易滑易堕。禀赋不足以虚为根本，久病痼疾虽有邪实，但终归因实致虚，皆为一派气虚血少之象，因此，对于此类疾病应尤其着重补气调血之力，其力轻则疗效甚微。

本膏组方上较为精炼，其中党参补中气，益脾胃，扶助后天之本；生地、枸杞益精填髓，助肾固摄；当归其味辛温，其性善行，补中有动，行中有补，能避河车之滋腻，使脉道得通、气机得畅。对于紫河车一药，李时珍在《本草纲目》中进行了相关论述，认为儿孕胎中，脐系于母，胎系母脊，受母之荫，父精母血，相合而成。虽后天之形，实得先天之气，为先天血肉有情之品，又为胎儿气血蓄积之所，其功效非他金石草木之类所比；《本草拾遗》言其"主气血羸瘦，妇人劳损，面黯皮黑，腹内诸病渐瘦悴者"。古往今来，众多医家皆认为其滋补之功极重，久服耳聪目明，须发乌黑，延年益寿，为补虚扶弱之上品，因此，在男女难以孕育、久病不愈及长虚久劳的治疗中常应用此药，疗效显著。在现代应用中，紫河车多以干品研粉入药，同时，在药材购买时应严格考察品质、来源，以防感染其他疾病。综上，在运用紫河车培补先天的同时，对于后天的资助也尤为重要。

本膏在服用时忌烧酒但仍需黄酒送服，意在矫味而温阳行气，以酒力助药力，促进气血运行。同时，服用本膏时需戒房劳、气怒，以安固下元、调畅肝气，乙癸同源，互为所生，缺一不可。在饮食上，忌阴寒之血物（血制品）、避辛热之烧酒，平复阴阳，使肾精、元气来复。

【应用点津】本方在服用过程中应严格忌口，以免影响药效，同时，紫河车在购买时应严格筛选来源、质量。在药物加减上，如腰府虚冷、酸软疼痛，可加狗脊150克、巴戟天100克；如男子性欲淡漠、精冷滑泄，可加仙茅100克、淫羊藿100克以扶助肾阳；如女子宫寒、久而不孕、经行腹痛，可加山茱萸100克、菟丝子100克、鹿角胶100克、制附子30克以暖胞散寒；如久病体虚、劳伤日久，可加五味子100克、人参100克、鹿茸60克。本膏与黄酒服效果更加，但应注意的是，对酒精过敏及方中加入附子后禁用酒服，以免导致过敏及中毒等不良反应的发生。

11. 扶元益阴膏

【组成】党参100克，白术100克，茯苓100克，当归100克，地骨皮100克，酒白芍80克，丹皮60克，香附60克，砂仁40克，银柴胡30克，薄荷20克，鹿角胶50克。

【制法】上药除鹿角胶外切碎水煎，去滓浓煎，如此 3 遍，兑入鹿角胶、蜂蜜慢火收膏即可。

【功用】健脾滋肾，退热养阴。

【适应证】平素气阴不足，午后发热较甚者。

【用法】每服 10 克，白开水冲服。

【禁忌证】外感发热忌用。

【点评】本方出自《慈禧太后医方选议·第二章·补益医方》，为治疗气阴不足发热的常用膏方。《素问·阴阳应象大论》中提到："阴阳者，天地之道也，万物之纲纪，变化之父母，生杀之本始，神明之府也。"在阴阳学说中，阳气温煦善行，常走行于脉外，阴气濡润喜静，常循行于脉中。一日亦有阴阳，以昼为阳而夜为阴也，而中医将昼夜细分，将一日分为四时。上午为阳中之阳，此时阳气浮越于外，一身朝气蓬勃之象；下午为阳中之阴，此时阴气始出于外，占据主动，阳气逐渐收于内；前半夜为阴中之阴，此时阳气蛰伏而阴气外达，人体平静而能入睡；后半夜为阴中之阳，此时阳气出于外，温煦机体功能。一天四时的特点与人体四时相应，这正是本病的发病机理。午后阴出于外而阳入于内，此时虽阳多阴少，但实为阳始衰而阴始盛之象，故阴不足，则阴不制阳，阳盛则热。对于气虚发热，李东垣在《脾胃论》中提到："脾胃气虚，元气不足，而心火独盛。心火者，阴火也，起于下焦，其系于心，心不主令，相火代之……脾胃气虚，则下流于肾，阴火乘其土位。"由此可见，中气不足则虚火内生，治其病，必扶脾胃之气也。

本膏擅治气阴不足之午后虚热，故其组方上分为健脾益气及敛阴凉营两部分。针对气虚，以党参、白术、茯苓为培土之基本，补中焦之元气；香附、砂仁芳香醒脾，升阳散火。针对营热，地骨皮、银柴胡清气分虚热，清热凉血；丹皮、薄荷透热转气，凉营益阴。针对阴虚，当归、鹿角胶、酒白芍三者一行、一补、一敛，益阴之源，助阴制阳。

本膏擅治的发热为午后、傍晚发生，热势缠绵难退，而外感发热为实邪所致，如风寒外袭之恶寒发热，其热势甚，发热伴恶寒，且无明显时间段，二者不难鉴别。本证治疗以补以清为主，而外感热证多忌补法，故不宜服用本膏。同时，服用本方应以下午、晚上为主，此时阴气势盛，所补易为所用，加强其药力。

【应用点津】服本膏时忌服辛辣、忌饮酒。在药物加减方面，如长期自汗、盗汗，可加麦冬 150 克、五味子 150 克以敛阴止汗；如有午后、夜间发热明显、五心烦热等症状，可加玄参 100 克、赤芍 150 克、胡黄连 50 克；如有发热伴关节疼痛不适者，可加秦艽 80 克；如舌色红绛、发热后皮肤时有瘀点瘀斑者，可加水牛角 150 克、玄参 100 克、连翘 100 克以清热凉营。

第三章 经典传世膏方

1. 丹溪琼玉膏

【组成】人参 100 克，白茯苓 150 克，琥珀 20 克，沉香 20 克，鲜地黄 500 克，蜂蜜 500 克。

【制法】将前四味药研为极细末，鲜地黄取自然汁。将鲜地黄汁与蜂蜜混匀，加热，再下入前药末，搅拌均匀，慢火收膏。

【功用】健脾补中，纳气平喘。

【适应证】虚喘、虚劳干咳及嗜酒而致的久咳迁延不愈者。

【用法】每天清晨和午后服用，每服 15 克，用温酒或白开水调服。

【禁忌证】血糖控制不良、痰湿内盛者慎服。

【点评】本方出自《景岳全书·卷三十五·古方八阵·补阵》。朱丹溪作为金元四大家中滋阴派的创始人，其极力倡导"阴常不足、阳常有余"的说法，指出人体"阴气""阴精"的重要性，在其行医过程中，留下《丹溪心法》《格致余论》等临证心得，其中"大补阴丸""左归丸""一阴煎"等多首经典方剂流传至今，疗效甚夸。此方皆得丹溪"资助阴精"之法，因此景岳以"丹溪"冠之。

肺为娇脏，喜润恶燥，若肺阴、肺津被痨虫、久病、酒毒所伤，其主理一身气机之功能就会受到影响。肺气以降为顺，如肺失宣肃，则肺气上逆为咳。咳嗽有虚实之分、寒热之别，其中以虚咳最为难治。肺降浊气于下，肾升清气于上，脾胃为气机枢机，亦为津液生化之源，三者如一受损则咳喘难治。肺痨实为痨虫蚀肺，多以耗气伤津为本质，其病势迁延，久而及肾；酒毒为湿热之邪，困阻脾胃的同时亦可上灼肺络，嗜酒日久则肺津亏损，气津同源，久则耗气。治此虚咳，不可行敛肺、降气之法，应滋阴清热、培土之源。鲜地黄为滋补阴液之上品，丹溪常用的滋阴药物，其性寒、味甘，具有清热凉血、生津润燥之功效。重用鲜地黄 500 克，取其汁液，意在以津补津，清肺热、滋肾阴，肾得水则可蒸腾于上，润泽肺络。同时，人参、茯苓意在补气生津、健脾助运，培补后天之本，使津液生化有源，上输有力。沉香、琥珀为降气平喘之要药，常作为降气之引，意在降气，助肾纳气。蜂蜜既能调补脾胃，亦能调和药性，去鲜地黄之苦寒，使药性平缓。上药同用，共奏养阴润肺、纳气平喘之功。

在服药时间上，早晨为阳中之阳，午后为阳中之阴。肺痨等肺阴不足的患者在午后阴气出于外时，无以制约阳气，阳气偏亢发为热，此时应用此膏，可助阴制阳，有效地改善午后潮热的症状。同样地，早晨为人体阳气运行最为活跃的阶段，此时脾阳振奋，运化有力，此时服用此膏才能更好地被人体吸收。

【应用点津】在用药加减方面，如肺结核恢复期且有咳嗽咳痰、痰中有血丝等症状，可加百合100克、桔梗100克；如虚咳连连、呼多吸少、咳喘欲脱者可加蛤蚧4对、磁石50克；如咳痰黏腻、色黄有块者，可加浙贝100克；如因长期吸烟、饮酒而出现咳嗽，可加楮实子100克、桑叶100克、菊花100克。

2. 泄气除热方

【组成】地骨皮500克，石膏400克，橘皮250克，白术250克，白前150克，杏仁150克，蜂蜜350毫升。

【制法】前六味药水煎，煎煮3遍后去滓，加入蜂蜜收膏。

【功用】清热化痰，泻肺定喘。

【适应证】实热壅肺，胸凭仰息，气急喘促者。

【用法】餐后服15克，每日3次。

【禁忌证】畏寒肢冷、便溏泄泻、手足不温、咳喘无力等慎用。

【点评】本方出自《备急千金要方·卷十七·肺脏·肺虚实》。何为肺实热？右手寸口气口以前脉阴实者，手太阴经也，病苦肺胀汗出若露，上气喘逆咽中涩如欲呕状，名曰肺实热也。热从内生，夹痰化为湿热，上扰肺腑，壅塞肺络，阻滞气机，使肺失宣肃，肺气郁闭于内，不得外达。此阶段舌质红，苔或黄或腻，必有热象，肺脉沉实，为肺郁气阻于内的表现。痰热闭肺则胸闷喘促，甚者胸凭仰息，其气息多急迫，出入不得。

论其治法，当以清宣肺热、化痰降气为主。石膏辛甘，其性大寒，为清宣肺热之魁首。本证无身大热、汗大出、口大渴等气分热盛之症，故独取一味石膏为宣肺之用，因其甘寒，无法湿热并除。脾为生痰之源、肺为贮痰之器，橘皮、白术燥湿宽中、健脾化痰，调理中焦气机，从源头遏制痰湿的形成。地骨皮性寒味甘，《本草正》言其"凉而不峻，气轻而辛，故亦清肺"，《本草备要》中认为地骨皮为"走表又走里之药"。本方重用地骨皮500克，佐石膏清热之功用，而二者作用又各有分工。石膏善清气分之热、地骨皮善除血分之热，二者配合，皆因火热之邪袭扰肺络、必入气血之说，且二者均为甘寒之品，避免苦寒伤阴之嫌。杏仁、白前平喘、止咳、降气，与石膏之宣肺作用配合，一宣一降，使肺气宣降有度，恢复正常的生理功能。蜂蜜实为调和之用，缓石膏、地骨皮之寒，助橘皮、白术健脾之功。

本膏在实际应用中需要注意的是，应明确寒热虚实，实热用之效果显著，虚热则有伤阴之嫌，寒证用之必大伤其阳。本膏治疗作用明确，清热效果显著，故大叶性肺炎、急慢性支气管炎、支气管扩张、支气管哮喘缓解期的患者如伴有发热、胸闷、咳黄痰、口黏、气息急促等症状才可应用本膏。

【应用点津】在制作膏方过程中，可将石膏与诸药共同煎煮收膏，如热象明显者，也可将石膏单独浓煎后兑入其他药物水煎液中收膏以增强清热功效。在药物加减方面，如胸闷同时有发热、恶寒等表现，可加麻黄60克（另煎去沫，共同收膏）；如有咳痰量多、痰黄质稠等症状，可加浙贝母100克、竹茹100克、桔梗150克以荡涤痰热；如胸中烦闷、影响睡眠者，可加栀子50克、淡豆豉100克以开郁除烦；如有虚热盗汗、午后潮热者，可加丹皮100克、赤芍100克、天花粉100克；如伴有头痛者，可加连翘100克、薄荷50克以清利头目。

3. 龟鹿二仙膏

【组成】鹿角5000克（现用鹿角胶500克），龟甲2500克（现用龟甲胶250克），人参450克，枸杞子900克。

【制法】先将人参、枸杞子水煎3遍，取其汤，加入鹿角胶、龟甲胶文火煎煮至滴水成珠不散。

【功用】滋阴填精，益气壮阳。

【适应证】真元虚损，精血不足证。腰膝酸软，形体消瘦，两目昏花，发脱齿摇，阳痿遗精，久不孕育等诸虚百损之证。

【用法】初服酒服4.5克，渐加至9克，空腹服用。

【禁忌证】实热、肥胖、痰湿较盛等患者不宜食用。

【点评】本方出自《医便》，原名龟鹿二仙胶，因其药呈膏状，故称膏剂。龟鹿二仙膏作为老年体虚、精冷肾虚、肾阳亏虚的常用补益膏方，其药简力宏。原方中鹿角、龟甲需自行熬制成胶，现代可用成品鹿角胶、龟甲胶进行替代。鹿角实为鹿血之余，《本草纲目》中记载"鹿血主阳痿、止腰痛，大补虚损、益精血"，而鹿角的壮阳作用同样显著。道地龟甲取龟的腹甲为宜，意在取其吸收大地阴精之意。龟为长寿的象征，其甲壳也是气血日久化生而成，具有较强的滋阴潜阳、补肾健骨之功。龟补阴、鹿补阳，二者均为血肉有情之品，能补精填髓、益气和血。枸杞子补肾益精，益肝明目，辅助龟、鹿二胶补肾填精之功用。人参能健脾气、利血脉，大补一身之气，既避鹿角、龟甲滋腻壅塞脉道之嫌，也能资助脾气，助后天之本化生气血。

　　本膏仍需注意的是适用人群及食用方法。首先，龟甲、鹿角二胶为滋腻之品，补为所用的前提是人体脾胃运化有力，如平素便溏、肥胖、舌体胖大、齿痕明显、周身困重的患者，应在本膏的基础上加用健脾行气、醒脾利湿的药物，这样才能补而不滞。同样地，因本膏专注补益，其性偏温、味偏厚，适合久病致虚、年老肾虚的人群食用，如果体内有实邪、热邪，食用后则生瘀化滞，加重病情。其次，本方食用方法也颇为考究。首服需用黄酒下之，酒为辛温走散之品，具有较强的通经散寒作用，以酒送药，取其温通之意，使药力行走全身，防止初次服药脾胃运化不及而生滞。现代膏方工艺中，常在熬制过程中加入黄酒，以助其药力。

　　【应用点津】服用剂量宜从少量开始逐渐加量，以防滋腻伤脾。本膏以此四味为基础，应根据体质情况酌情加减。对于腰膝酸软、形体消瘦严重的人群，可加熟地200克、山药200克、山萸肉200克、菟丝子200克以补肾填精；如有两鬓斑白、发稀齿摇等表现，可加旱莲草100克、巴戟天150克、黑芝麻200克、制首乌100克；如精冷滑泄、房事不行者，可加仙茅150克、淫羊藿150克、沙苑子150克；如妇女平素腰膝酸软、久而不孕者，可加杜仲150克、牛膝150克、河车30克以固胞助孕；如有两目昏花、视物不清等症状，可加菊花150克、决明子150克以滋阴明目；如有高脂血症或血黏度高，可适量减少胶类药物的用量。

4. 三才固本膏

　　【组成】天冬240克，麦冬160克，熟地40克，当归320克，白术180克，人参40克，黄芩160克，杜仲160克。

　　【制法】上八味，煎汤去滓，加入人乳、牛乳、羊乳各200毫升（现用牛乳600毫升），蜂蜜320克，和匀再熬，滴水成珠为度，白汤送下。

　　【功用】健脾益肾，调血养胎。

　　【适应证】妊娠胎瘦不长。

　　【用法】餐后服10克，每日3次。

【禁忌证】饮食积滞者不宜服用。

【点评】本方出自《陈素庵妇科补解》。所谓"三才"，天冬、地黄、人参三味药中各取一字，及"天""地""人"，三药合用便有"三才"之名，除三才固本膏外，传世三才方中还包含三才膏、三才大补膏、三才封髓丹等方剂，其组成均以天冬、地黄、人参三药为主。肺居上为天，天冬补肺生水；肾居下为地，生地补肾养阴；脾为后天之本，居中为人，人参补脾益气。三者相互配合，其性甘缓平淡，肺脾肾同补，气津液同调，与他药配伍也相当适宜。

胎瘦不长又名胎萎，指妊娠4～5个月时腹型与宫体增大均小于正常水平，胎儿存活但生长迟缓。陈自明在《妇人良方大全》中提出，治胎萎"益其气血，则胎自长矣"的大法；张景岳则认为，治胎萎应随机应变，补、固、清三法灵活运用。本膏在立法时寻求补脾益气、补肾固摄、清热安胎三法并行，适用于一切胎萎不长。方中除三才外，白术益气、麦冬益津、当归益血，互为所用，相得益彰。黄芩、杜仲为安胎圣药，一寒一热，合用可有效去除扰动胞宫之邪、温肾以安胎固元。取人、牛、羊乳汁与蜂蜜共同炼膏，意在调气养血。乳汁为补血、充液、填精之上品，本身为气血所化，其营养易为人体所用，此为"以血补血，同气相求"。

【应用点津】在药物加减方面，如胃脘胀闷不适、餐后明显加重，可加砂仁60克；如皮肤干燥、面无光泽，可加阿胶100克、白芍100克。需要注意的是，孕妇禁用行气活血药物，在妊娠期间禁服桃仁、杏仁、红花、麦芽、山楂等具有行气活血作用的药物，以免引起滑胎、胎漏。

5. 生地黄煎

【组成】生地黄600克，党参150克，茯苓150克，白芍150克，白术150克，炙甘草150克，麦冬500克，石膏200克，玉竹200克，远志100克。

【制法】上药水煎3遍，去滓，加热浓煎后加入蜂蜜收膏即成。

【功用】健脾益气，生津止渴。

【适应证】口干、多饮、咳嗽、虚汗不止、多食等消渴证。

【用法】每服10克，每日3次。

【禁忌证】实证不宜。

【点评】本方出自《普济本事方·卷六·诸嗽虚汗消渴》，用于上消、中消的日常调理。消渴作为一种高消耗性疾病，在《黄帝内经》中以"消瘅"统称。消渴其症状以多食、多饮、多溲、消瘦为特点。其中，肺消者饮一溲二、脾消者口中泛甘。论其病因，多因过食肥甘厚味，脾胃运化不及而生滞生热，久而燥热伤阴，阴虚内热而发病，《素问·通评虚实论》称其为"肥贵人则膏粱之疾"。由此可见，消渴的起因与饮食不节有极大关系。脾为津液之源，阳明经热，耗液伤津，久而及肺。喉为肺之外达，口为脾之门户，脾肺津亏则口干咽干、喜饮多饮。同样，胃阴不足则消谷善饥，脾气虚弱则无力运化，进食不为所用，无以化生气血。脾胃主司肌肉，胃热则血热，血热则无以充养肌肉四肢，肌肉失养则萎弱，故形体羸弱。久病君火不摄，下焦真阳失守，二阴失约，便溲反多。

治疗消渴，应明确分析其疾病阶段，"热盛清之，津伤补之"为主要的治法，同时，清热与增液并举，才能全面治疗。本膏虽治疗消渴初起、肺胃津亏，但其中重用生地黄600克，实为"壮水之主，以制阳光"之意。肾为水脏，亦为元阴之主，消渴虽热，但其本质为元阴不济亢阳，故用生地清热滋阴，充实肾水以制约肺、胃燥热；麦冬、玉竹补肺胃阴液，配用芍药以酸甘敛阴，使津液不得外泄，补为所用；党参、白术、茯苓、炙甘草共成四君子之意，补脾益肺，生津有源；石膏辛凉宣肺，既能清宣肺胃之燥热，亦能携津上输于表，肺得津液则灌溉周身，润燥清热。

【应用点津】适用于消渴初起、口渴、口干较甚者，如伴有下消则应随症加减。如口渴较甚者，加芦根、天花粉各100克以清热生津；如自汗不止、动则加重者，可加五味子150克、地骨皮100克以敛阴止汗；如消谷善饥、多食多饮，可加石斛150克、西洋参150克以养胃阴、清胃热；如小便增多、尿有甜味，可加滑石100克、通草100克。

6. 养老膏

【组成】莲子500克（取心），芡实500克（去壳），薏米500克（蒸熟），山楂250克，梨250克，藕250克。

【制法】梨、藕、山楂切碎水煎3遍，去滓，文火浓煎。莲子、芡实、薏米研末加入滤液中，酌情加入少许冰糖，和匀收膏。

【功用】润燥清火，滋阴健脾。

【适应证】老人服之，大有补益。

【用法】随意服之。

【点评】本方出自《经验良方全集·卷一·补益》，治疗老年肾阴亏虚、虚热内生。《素问·上古天真论》中云：男子二八、女子二七，天癸至，能有子。此为肾精充盛之伊始。天癸者何也？藏于肾之先天之精气也。《类经·藏象类》认为，先天之精为元阴，亦为元气。人体一生的变化均赖于天癸的鼓舞作用，然而，年老时，天癸将竭，精少，肾脏衰，鬓白发脱，齿枯身摇，呈一派精亏气少之象。阴精不足则阳亢，亢则热，故年老多虚热。天癸竭尽，肾先衰于五脏，而五脏随之衰竭，故老年补虚，当先补肾。但是，正因其五脏衰弱，药力耐受差，五味太过均可加重脏腑虚损，因此，平补平泻原则在老年人的调补中占据及其重要的位置。男子八八、女子七七天癸将尽，故提前一周期进补，可有效延缓衰老，男性56～57岁、女性42～43岁即可开始进补，重在平补脾肾，以壮先天、后天之本。

本膏选药均药食同源，在家即可制作，且步骤简单。莲子肉、芡实补肾固精、补脾益气，二者味甘性平，具有较强的收涩作用，可有效涩肾固脱，减缓肾精的流失；薏米能清热健脾，是老年补脾益气的上好食材；梨补肺阴、清肺热、藕补胃阴、清胃热，二者合用，还可清心除烦；山楂和胃消食、行气化瘀，其味酸，与收敛之莲子、芡实配合，酸敛相合，进一步加强固肾涩精之作用。同时，本方梨、山楂、藕均含有较多的果胶及淀粉，不需添加蜂蜜等成膏剂即可成膏，适合患有糖尿病、高血脂等的老年人长期食用，效果显著。

【应用点津】本方适宜老年人长期服用，如血糖控制不良的老人可在熬制时去冰糖；如有冠心病病史、高脂血症病史的患者，山楂可酌情加量；如有视物昏花、口苦咽干等症状，可加菊花、桑叶各100克。

7. 燮理十全膏

【组成】熟地300克，白术225克，人参112.5克，黄芪112.5克，当归、白芍、川芎各75克，炙甘草37.5克，鹿角胶150克，龟甲胶112.5克。（以清代一两等于37.5克进行换算）

【制法】上药共八味水煎去滓，如此3遍，煎至浓缩后加入鹿角胶、龟甲胶收膏。

【功用】平补阴阳，调和气血。

【适应证】倦怠乏力，心烦失眠，诸虚劳损等。

【用法】餐后每服10克，开水调服。

【点评】本方出自《重庆堂随笔》，为清代王秉衡所著。诸虚劳损，伤及气血，必用补法，然补亦有所道，补中兼通，方能补为所用。论气之所生，当论脾肺，脾为水谷运化之所，亦为气血生化之源。水谷在脾胃运化生成谷气，谷气与肺吸入自然界的清气相合乃生宗气，循环全身，主导人体功能。然而，气有营卫之分，卫居脉外以抗邪，营行脉中以养脏腑，各司其职。论血之所生，当先论肾，肾藏精，精能生血，此为血液化生的初始。脾运化水谷而生后天之精微，二者结合，入于脉中，心主血脉，赤化为血，因此，气血的化生过程与心、脾、肺、肾密切相关。如久病伤及气血，卫气虚则表虚易感，营气虚则困倦无力，心血不足则失眠多梦、肝血虚则亢阳扰神。因此，久病、虚损、过劳等慢性疾病的结局必是气血严重亏虚。

本膏为补虚的基础用方，性缓力专。方中熟地、白芍、当归、川芎为补血代表方四物汤，"四物"相配，寓补寓行、寓通寓敛；人参、白术、炙甘草为补气代表方四君子汤，本膏中虽无茯苓，但加入黄芪以加强扶助脾气的功效；龟甲胶、鹿角胶二者本为血肉有情之品，既调阴阳，又资血源。本方量小但作用显著，方以调补气血之八珍汤稍作加减，再加以二胶成膏，为治疗虚疾之首选。

【应用点津】在虚证的调补中，因其兼证较多，应用时应根据患者情况酌情加减，如痰湿较盛则可适量加入陈皮、姜半夏各150克以宽中燥湿；如四肢怕冷、腰冷怕风，可加入制附子、桂枝各90克；动辄汗出、自汗淋漓者可加入防风100克；如失眠较重者，可加柏子仁、酸枣仁、夜交藤各150克以养心助眠。

8. 杏仁煎

【组成】杏仁150克（去皮尖、研），桑白皮55克，贝母55克（取心），木通55克，紫菀50克，五味子50克，生姜汁75克，蜂蜜75克，冰糖75克。

【制法】将前六味煎汤去滓，入姜汁、蜜、糖搅拌均匀，慢火收膏。

【功用】下气止嗽，利咽开音。

【适应证】咳嗽，失音不出。

【用法】每服10克，含化。

【点评】本方出自《奇效良方·卷三十·咳嗽通治方》，亦载于《济世全书》

《普济方》。《景岳全书·杂症谟》卷二十八中提到：声由气而发，肺病则气夺，此气为声音之户也。咽为肺之门户，肺气或实或虚，皆能影响咽喉的发声功能。如肺被实邪所壅塞，肺气郁闭，不得外达，肺气不宣，津液不达，金实不鸣；如肺病日久，累及肾脏，肾不纳气，气虚日久，金破不鸣。暗哑类型以缓急为鉴别，暴暗则多实、久暗则多虚，而本方病程较短，证属外邪壅肺、闭阻肺气之暴暗。在暴暗的治疗中，如风寒、风热初犯于肺，及时解表祛邪、宣达肺气可有效避免，如治疗不及时则外邪入里郁闭肺络，此时寒邪易郁而化热，最终均可呈现出热象。此时肺热虽甚，但病非初起，日久耗气，肺气本虚，故过度清泻肺热极易耗气伤阴，使暗哑更甚。

本膏在立法时避免了耗气伤阴之嫌，清肺热、敛肺气、生肺津三法并用，既清肺开音，又在一定程度上固护肺气。《神农本草经》中记载："杏仁主咳逆上气雷鸣，喉痹。"杏仁除降气止咳之功效外，亦能润五脏六腑，使六腑通泻。肺与大肠相表里，肺气的宣肃功能与大肠传导功能密切相关。六腑以通为用，传化物而不藏，大肠气机通畅、大便调畅亦能使肺气通达顺调，杏仁通腑气以宣肺气，实为表里同治之要妙。桑白皮、紫菀二药一凉一热，既能散寒又能泻热，一者主宣、一者主泄，二药合用能治疗风寒、风热引起的肺气郁闭。贝母善于清肺润肺，同时又有良好的止咳、滋阴作用，在暗哑喉痹的治疗中，对增液与宣肺同样重要，肺气宣散津液于咽喉才能发音。木通取其通下之意，下引肺气，与紫菀之宣肺相配合，恢复肺气宣肃。五味子收敛肺之气阴，泻肺而不伤肺。

【应用点津】在药物加减方面，如入里化热较甚，咳喘剧烈，则可适量加入款冬花、知母各100克；如声音嘶哑较重，可加枇杷叶100克、桔梗150克、蝉蜕50克，以润燥清肺、利咽开音；如有咳嗽不止、气逆欲脱者，可加蛤蚧2对、人参100克；如咳嗽痰多，可加百部50克、前胡100克。

9. 干枣补肺膏

【组成】枣肉150克，杏仁75克，酥油300克，姜汁300克，蜂蜜300克，饴糖300克。

【制法】将大枣、杏仁切碎煎汤，去滓，加入酥油、蜂蜜、姜汁、饴糖反复小火煎熬，浓缩收膏。

【功用】温肺散寒，宣肺止咳。

【适应证】肺寒导致的咳嗽，多唾，息粗，鼻塞。

【用法】每次 10 克，每日 1 次，痊愈后停药。

【点评】本方出自《外台秘要·卷二十二·耳鼻牙齿唇口舌咽喉病五十六门·肺寒鼻齆方》。寒邪犯表，卫阳被郁，正因肺主皮毛，故肺气感邪即郁闭。寒性收引，肺气闭于内而无力外达，气不得降，上逆为咳。风寒咳嗽以频繁发作、咽痒声重、鼻流清涕为特点，时伴有恶寒发热、头项疼痛等症状。风性善行，易于走散，风寒袭表因其症状轻、传变快，很难被我们重视，当症状较明显时，其风寒多入里化热，较为难治。

本膏组方精炼，颇有仲景治疗外感之遗风，组成药物均药食同源，且制作较为容易，适用于日常生活中的风寒感冒、咳嗽的防治。生姜取汁可散寒解表、温肺止咳，同时也能补津液、化痰饮，是生活中常用的发汗驱寒食物；杏仁能下能润，既降肺气，又润肠腑，与生姜相配伍，宣降相合，恢复肺的气机；酥油入肺经、清肺络，既能生津，又能润燥，有良好的滋养肺络及润肠通便的作用；大枣以调和营卫，益气和血，《神农本草经》中亦有"助十二经，通九窍"之说；蜂蜜、饴糖均为温中润燥之品，固护脾气以扶正气御邪，但方中不宜过量加入，以免阻滞气机、邪实难去。

在应用中，本膏讲求食用的"时机"。伤风、伤寒易见于秋冬季节，而外感初犯于表时，因肺主一身之皮毛，故肺最先感邪。咽为肺之门户，肺开窍于鼻，因此，咽痒、流清涕、鼻塞当为风寒犯表之首要症状。对症下药，便能及时解表、祛邪于未病之时。

【应用点津】在药物加减方面，如有鼻塞、流清涕、头痛等症状，可加细辛 30 克（另煎兑入）；如有咳嗽声重者，可加百部、紫菀各 100 克以降气止咳；如上述症状较重者，可加麻黄 30 克（另煎兑入）。

10. 集灵膏

【组成】天冬 250 克，麦冬 600 克，生地黄 800 克，熟地黄 800 克，人参 500 克，枸杞 500 克，牛膝 250 克。

【制法】上六味水煎，去滓后再煎浓缩，兑入少许蜂蜜收膏。

【功用】滋心润肺，益卫养荣。

【适应证】喘嗽日久所致的气血俱虚，咳痰困难者。

【用法】每日 1 ～ 2 次，每次 10 克，开水冲服即可。

【禁忌证】外感、实证喘嗽不宜使用，脾虚便滑者禁用。

【点评】本方出自《内经拾遗方论·卷一》，为明代骆龙吉所撰。论虚嗽之病机，肺主一身之气，喘嗽日久则肺气耗散殆尽，母病及子，殃及肾脏。肾主收藏、主纳气，肺为气之主，肾为气之根，清气不能下系于肾，则喘嗽以虚为主。虚嗽主要以息少劳甚为特点，其气虚者，多吐痰白沫，其血虚者，多夜嗽多咳、痰难咳出。喘嗽日久气虚，气虚则面色无华，甚则晦暗萎黄；心肺同居上焦，肺气过耗则累及心气，心气虚则无以主宰神明，故多见气怯神离之象；脾属土，为肺之母脏，子病久虚则累及于脾，中气受损，无力运化水谷，故痰湿内生。肺为贮痰之器，肺虚则痰难随气而出，故咳痰无力、阻于肺络。

治疗虚嗽，应偏于治本，兼以治标，论其治则，当以清肺降气、健脾行气、助肾纳气三者并用。本方中天冬偏于清肺、麦冬偏于养阴，两药合用清肺络、行肺气、养肺阴；人参健脾扶正，培土生金，大补脾肺之气，使肺气得宣、脾气得运；生地能充肾水，熟地能填肾精，助肾纳气、益精生血；枸杞能润肺、益肾、行气，三脏同调，具有较强的固肾作用。《难经·四难》中指出：呼出心与肺，吸入肾与肝。牛膝培补肝肾、引气下归于肾，维系呼吸深度。本膏以调节三脏气机为特点，虽通篇补益，但实为补其不足、助其复运。应用本方，应注意考虑脾是否能够运化其滋腻之性，如湿邪泛滥或脾为湿困，方中寒凉之天冬、滋腻之熟地均可加重脾虚，导致大便滑泄，中气下泄于外，加重病情。

【应用点津】在药物加减方面，如见面色晦暗、倦怠乏力者，可加川芎 150 克、当归 100 克、白芍 150 克以养血荣肤；如有咳声低微、气短气促者，可加茯苓 150 克、白术 200 克、炙甘草 150 克以健脾益气；如虚咳不止，可加桑螵蛸 60 克、沙苑子 60 克以收敛固涩、助肾纳气。

11. 桃仁煎

【组成】桃仁 500 克，黑芝麻 500 克，蜂蜜 500 克，酥油 250 克，牛乳 2500 克，生地黄汁 3000 克。

【制法】桃仁、黑芝麻研末，与后四味共煎收膏即可。

【功用】益气养血，润泽肌肤。

【适应证】面无光泽，肌肤枯燥，面有色斑，形体消瘦等。

【用法】每服 10 克，每日 3 次。

【禁忌证】月经期、妊娠期妇女及实证者不宜。

【点评】本方出自《备急千金要方·卷十二·胆腑·风虚杂补酒煎》，用于治疗更年期女性气血失荣、面色晦暗。《素问·上古天真论》中对女子的生理特点进行了如下叙述：二七而天癸至，任脉通，太冲脉盛，月事以时下，故有子……四七，筋骨坚，发长极，身体盛壮……六七，三阳脉衰于上，面皆焦，发始白；七七，任脉虚，太冲脉衰少，天癸竭，地道不通，故形坏而无子也。天癸势盛则气血充盛，肾精的生成也赖于天癸推动作用，随着年龄的增长，天癸势衰，肾精虚少，生血能力减弱。肾虚则累及肝，肝失疏泄，气血失调，气行不畅无以携血上冲，肾精亏虚无以上荣于面，故面无光泽、颜色晦暗。此处之面色晦暗实为肝肾两虚，气血无以上达头面，脉道壅塞，因此，在更年期女性的调理中应以培补肝肾为基础。

本膏中用药皆药食同源，副作用较小、易于制作。桃仁因其形有一尖，其活血祛瘀功效明显，肾虚血少，肝气不畅，其血滞涩于络脉，久而生斑，桃仁入肝，行气活血，除脉道之壅涩；黑芝麻因其色黑入肾，能滋养肝肾，生精养血。桃仁与黑芝麻同用，既去瘀又生血，标本同治，可使面色有效改善。生地取汁重用3000 克，滋阴清燥，能改善肝肾不足引起的阴液亏少、皮肤枯燥。蜂蜜、酥油、牛乳均为血肉有情之品，健脾补肾，充实气血之源。

痰湿素盛、面色晦暗生斑的患者不宜服用本膏，痰饮内盛，上泛头面为水斑，然而该证脾气极虚。本膏虽能祛瘀，但过于滋腻，如脾虚便溏、面浮斑润的患者服用本膏，则其腻困脾，运湿更加无力，故使用本膏时当辨清虚实，以防失治误治。

【应用点津】在药物加减方面，如有乌发生发之需求，可再加制首乌 100 克、旱莲草 100 克、女贞子 100 克；如欲润泽肌肤、消除色斑，可加川芎 100 克、红花 100 克、香附 150 克。

12. 薯蓣煎

【组成】山药 200 克，甘草 140 克，人参、黄芩、泽泻各 40 克，当归、白蔹、桂心、防风、麦冬各 30 克，大豆黄卷、桔梗、芍药、山茱萸、紫菀、白术、川芎、干姜、花椒、干地黄各 20 克，桑白皮 1500 克，生地黄汁 500 克，麻子仁

100克，大枣300克，蜂蜜2000克，鹿角胶400克，鹿骨髓400克。

【制法】前二十味药水煎3遍，浓缩去滓。桑白皮、麻子仁、大枣切碎，入清酒煎煮至药液减半，加入生地黄汁、鹿角胶、鹿骨髓及蜂蜜后混匀，加入前药液，慢火收膏即可。

【功用】益气健脾，补肾滋阴。

【适应证】脾肾两虚之食少肌瘦、腰膝酸软、头晕目眩等。

【用法】每服10克，每日3次。

【禁忌证】实证不宜。

【点评】本方出自《备急千金要方·卷十四·小肠腑·风眩第四》，为治疗肾虚眩晕的常用膏方。对于眩晕的记载，历代医家记载颇多，《素问·至真要大论》中提出"诸风掉眩，皆属于肝"，而《灵枢·海论》认为：脑为髓海，髓海不足则脑转耳鸣。论眩晕之病因，可因六淫外感、七情内伤，而论病机则分虚实，虚则清窍失养，实则清窍受蒙。朱丹溪认为，无痰不作眩，因此，化痰应为开窍的第一步。脾为生痰之源、肺为贮痰之器、肾为生痰之本，除此三脏外，肝阳潜藏安稳也决定着神窍是否清明，因此，见痰则化、见虚则补、见瘀则行应为治疗眩晕之大法，如日久失治，脾肾久虚，气血生化乏源，则体虚肌少、正气渐虚，早期的干预在眩晕的病程发展中占据着重要地位。

本膏用药相对较多，但仍循证循理。《神农本草经》中指出：山药主伤中，补虚……补中益气力，长肌肉，久服耳目聪明。山药能入肺、脾、肾经，正与本病之病脏相对应，用量虽小，但能引诸药入于三脏，使补能兼固；重用桑白皮1500克，意在泻肺除湿化痰，肺贮痰而失宣，本虚标实，此为治标，方中紫菀、麻子仁亦取此意；白薇、白术、大豆黄卷健脾化湿、益气生肌，治痰之源，此为之本；剩余诸药共成补肾之功，暖肾阳、滋肾阴、填肾精、泻肾浊四管齐下，大补先天之虚损，以资髓海之源。

需要注意的是，本方药味多，且桑白皮用量较大。因此，平素肺虚体弱的患者应酌情调整桑白皮用量，以免耗气过度。同时，因本方偏于补益，其性滋腻厚重，故实证者不宜应用。

【应用点津】糖尿病患者、高脂血症患者应根据实际情况调整蜂蜜及鹿骨髓的用量。在药物加减方面，如长期头晕目眩伴耳鸣的患者，可加磁石50克、牛膝150克、菊花200克；如有消化不良、食后腹胀等症状，可另加白术100克、焦三仙各 80 克；如有腰膝疼痛、活动加重等症状，可加巴戟天 80 克、狗脊 80 克、续断 60 克。

13. 黄芪膏

【组成】生黄芪 200 克，生石膏 200 克，鲜白茅根 200 克，甘草 100 克，生山药 150 克，蜂蜜 1000 克。

【制法】将前五味药切碎，煎汤去滓，慢火浓缩，兑入蜂蜜收膏。

【功用】清热润肺，祛痰止咳。

【适应证】肺痨之虚热内生，灼伤肺阴，炼液为痰，肺气不利而致的咳嗽。

【用法】每次 20 克，每日 3 次，白开水送服。

【禁忌证】虚寒证慎服。

【点评】本方出自《医学衷中参西录·医方·治肺病方》，为清代医家张锡纯所著。肺痨是由于正气素虚、感染痨虫、侵蚀肺脏而导致的一种慢性消耗性疾病，宋代以前，本病均归入"虚劳"范畴中。《灵枢·玉版》认为：咳，脱形身热，脉小以疾。《肘后备急方》中提出该病具有传染性，死后仍可传人，立其为"尸注"之名，直至宋代《三因极一病证方论》中才以"痨瘵"定名。在古代诸多医家的临证过程中，逐渐总结出本病皆因"痨虫"致病的特点，确立了杀虫和补虚两大治疗原则。本病病位虽在肺，而痨虫皆从鼻入于肺，侵蚀肺络，但由于五脏间皆能传化致病，因此，肺病日久则可传扰他脏，实为"其邪辗转，乘于五脏"。脾为肺之母，肺虚日久则子盗母气，故脾虚运化不及；肾为肺之子，肺虚则肾无所化，资生乏源，相火易扰肺脏，上耗母气，日久则阴损及阳，成为阴阳两虚之局面。在肺痨的进展过程中，其发热逐渐加重，但其热势轻，缠绵反复，常在阳入于阴之时发生，虚热内生袭扰血脉，迫血妄行，同时肺络受损，则生咳血之证，此亦为肺痨特殊之表象。

本膏适用于肺痨初起，阴虚明显而阳虚不甚的患者。生黄芪入肺经，大补肺脾之气，助肺宣肃，资脾健运，亦能消疮杀虫；石膏辛寒味甘，清泻肺热不伤阴，同时因其性味甘寒，能生津、止咳、除烦；鲜白茅根为天然的津液来源，其性甘寒，除烦止渴的同时亦能清热、凉血、止血；山药益肺生津、健脾和胃、益肾固摄，调补肺脾肾三脏之虚损；生甘草清热解毒，亦能祛痰止咳，在此既调和诸药又助石膏、白茅根清肺之力。

阴虚炼液为痰，去之不可燥，燥则伤阴更甚。痨虫虽为实邪，但能蚀人气血，故本病当以本虚表实，治此尤以补中兼清为善，不可过用祛痰降气，以免肺之津气不复。在当今肺痨的治疗中，多以西药抗菌治疗为主，本方可作为肺结核患者的辅助调理，进展期中仍需进行规范的抗结核治疗，以免延误病情。久病体虚畏寒的患者，实为阴损及阳，本膏性寒力彰，故虚寒、阳虚患者不宜应用。

【应用点津】进展期肺结核患者应以抗结核治疗为主，本方可作为辅助治疗。在方药加减上，如咳痰、痰中带血、咳嗽频频，可加百合150克、桔梗150克、赤芍100克；如烦热盗汗、午后及夜晚明显，可加水牛角150克、玄参150克、赤芍100克、丹皮100克以透热凉营；如咳痰不畅、痰黏难咯，可加浙贝100克、竹茹100克、瓜蒌80克以清解痰热、助痰外排；如见咳嗽不止、迁延不愈者，可加杏仁100克、桔梗200克、百部150克、紫菀100克以止咳平喘。

14. 理肺膏

【组成】诃子50克，百药煎50克，五味子50克，条参50克，款冬花50克，杏仁50克，知母50克，贝母50克，紫菀50克，百合50克，甘草节50克，白茅根汁2000克，蜂蜜200克。

【制法】先将白茅根汁、蜂蜜慢熬成膏，将其余诸药研成细末加入锅中继续煎熬收膏即可。

【功用】清热化痰，敛肺止咳。

【适应证】肺痈咳唾不利，胸膈堵塞感。

【用法】每次取10克膏药用温水化开吞服，每日3次。

【禁忌证】脾虚便溏者慎服。

【点评】本方出自《证治准绳·疡医·卷二·肺痈》。对于肺痈一病，《金匮要略·肺痿肺痈咳嗽上气病脉证治》中将其描述为：咳而胸满，振寒脉数，咽干不渴，时出浊唾腥臭，久久吐脓如米粥者，为肺痈。《诸病源候论》中写道，"肺痈者……寒乘虚伤肺，寒搏于血，蕴结成痈，热又加之，积热不散，血败为脓"，认为寒热皆可化生为痈。痈者，为热壅血瘀酝酿成脓，腐肉败血，损伤筋肉。肺者，为清肃之脏腑，善于宣清降浊，如其气被痰热所郁，则肺失宣肃，进而发展为咳嗽、咳痰、吐脓等肺气上逆之征象。同时，肺居上焦，主胸中之气机，肺气不利则热毒阻塞肺络，不得开宣，其气不得调畅，故胸膈烦满胀闷。

本膏清解肺络、顺降肺气、清热护阴三法并举，以祛热毒痰浊为主，利肺气以助脓排出。方中白茅根鲜汁清解肺中郁热，知母凉血透热于外，甘草节凉血消痈，三者合用，清热毒、凉阴血、散瘀滞；百药煎、款冬花、贝母、紫菀、杏仁降气平喘，润肺化痰，调畅气机以驱痰外出；百合、五味子二药甘能养阴、酸能敛气，配合收涩之力的诃子，调补肺之气阴；条参健脾益肺，能补二者之虚损。诸药合用，以清为主，宣肺气以排脓，清肺热以消痈，双管齐下实为治疗肺痈脓成难去之典范。

本膏适用于肺痈溃脓期且咳痰、吐脓不畅的患者，对于肺痈其他阶段，尤其是成脓期，本方并不适宜。成脓期热毒搏结较甚，多见大实大热之证，本膏有一定的敛肺、肃肺作用且润肺力强，易助邪化热使热更甚，如误用本膏，则有闭门留寇之嫌。同时，肺痈的溃脓期排脓不畅的患者，在服用本膏的同时，应注意是否有高热、战栗恶寒等热毒内陷征象，应结合血常规检查，考虑联合应用抗生素抗感染治疗，以免病情延误。

【应用点津】在药物加减上，如头身发热、胸闷喘急者，可加生石膏 300 克、麻黄 30 克以宣散肺热；如见胸胁胀闷、痰多色黄者，可加瓜蒌 150 克、法半夏 100 克以清热涤痰。

15. 天池膏

【组成】天花粉 250 克，黄连 250 克，人参 250 克，知母 250 克，白术 250 克，鲜藕汁 250 克，生地汁 250 克，五味子 150 克，麦冬 600 克，人乳汁 100 克，牛乳汁 100 克，生姜汁 100 克。

【制法】将液体外的所有药物切碎水煎，去滓再煎 3 遍，待药液浓缩后，加入鲜藕汁、生地汁、人乳汁、牛乳汁、生姜汁，均匀搅拌，慢火收膏即可。成膏后存于瓷罐内，用水浸 3 日以祛其热。

【功用】清热泻火，养阴益气。

【适应证】上、中、下三消之证。

【用法】每服 15 ～ 20 克，空腹服下或白开水送服。

【禁忌证】实证、气滞及虚寒证患者不宜。

【点评】本方出自《寿世保元·卷五·消渴》，为治疗消渴阴液严重不足、火热偏盛的常用膏方。消渴实为本虚标实之证，以阴液亏于内为本，以燥热发于外为标。肺为水之上源，如被燥热所伤，则溲多口渴，正如《医学纲目·消瘅门》中提出的：盖肺藏气，肺无病则气能管摄津液之精微，而津液之精微者收养筋骨血脉，余者为溲。肺病则津液无气管摄，而精微者亦随溲下。同时，肾主藏摄精微，阴液不足则肾失于濡养，久而肾气不固，开阖失权，水谷精微不藏反泻，随尿排出，故其味多甜、其质多浊。论三消之由来，皆因肺、脾、肾三者中的一者久病失治而引起，肺脾肾三脏总司人体津液的输布、生成、藏泻，因此，在消渴日久、损及全身的治疗中，应在清热润燥的同时根据三脏的生理特性进行调补。肺喜润恶燥，当润燥以开肺气；脾喜燥恶湿，当用苦燥之品顺其气，方能恢复其正常功能；肾居下为水脏，当清热邪使肾气得复，同时应敛其气，以防其正气虚脱于外。

本膏用药亦遵循上述思想，顺应五脏之性，扶助阴液之源。对于上消，天花粉、藕汁清热生津止渴，麦冬滋阴润燥；对于中消，黄连清热燥湿，白术健脾助运；对于下消，知母泻火纯阴，生地汁滋水之源，一清一补，其效甚夸。同时，人参大补元气，五味子敛肺固肾，一补一敛，使气津得复。生姜汁抑制牛乳汁、人乳汁阴寒之性，调和诸药，三汁同用，配合五味子，亦有酸甘化阴之意。

在消渴的调理中，应针对其本虚标实的特性，分清主次，标本同治，勿见实即泻、见虚则补。本膏中人乳汁现代多用牛乳、羊乳汁代替，同时，在被确诊为糖尿病的患者应用本膏时，应配合规范的降糖治疗，方能发挥最大疗效。

【应用点津】在针对三消的药物加减上，如见口渴喜饮、口干口黏等症状，可加芦根 300 克；如见消谷善饥、胃脘灼热、多食消瘦等症状，可加生石膏 150 克、石斛 150 克、玉竹 150 克以益阴和胃；如见小便浑浊频数、尿有甜味等症状，可加路路通、通草、地骨皮、茯苓皮各 50 克以清利浊邪。

16. 百花膏

【组成】熟地黄 50 克，生地黄 50 克，当归 50 克，川芎 50 克，白芍 50 克，人参 50 克，鲜藕汁 100 毫升，生姜汁 100 毫升，蜂蜜 100 毫升。

【制法】将前五味药切碎水煎，去滓后再煎 3 遍浓缩后加入鲜藕汁、生姜汁、蜂蜜，人参研为极细末后一并加入，慢火煎熬收膏即可。

【功用】益气养血。

【适应证】妇人因失血后气弱或产后虚羸少气。

【用法】每服 10 克，以枣汤送服。

【点评】本方出自《是斋百一选方·卷十八》，常用于治疗妇人血虚、产后血弱等血虚诸证。提及血的生成与运行，与五脏密切相关，但论失血后血虚之局面，当与肝、脾、肾三脏有关。叶天士在《临证指南医案》中指出：女子以肝为先天，而女科病多以调经胎产为扼要。虽肾为先天之本，藏天癸而生精化血，但女子月事及胎产均与太冲脉、任脉相关，太冲脉盛、任脉通则经调能孕。肝藏血，主疏泄，气血注入其中则太冲盛、肝气条达则任脉通，女子月经、胎产才得以正常。因此，补益血虚宜从补肝入手，使肝行其藏血之功，冲任二脉气血充足，疾病得以康复。同时，在治疗血虚、失血时，应注意津液的补充，既能滋血之源，又能充填脉道，资助心气化生血液。

本膏组方简单，以滋补肝血之四物汤为基本。方中熟地、生地虽为同属，因其炮制工艺不同，二者合用，补肾填精、益阴增液；川芎、当归一者行气、一者通经，使其补而不滞；白芍阴柔酸敛，使其补为所用；人参大补元气，因气血同源，补气亦能生血，同时，人参补脾气而培土之源，助其化生气血；鲜藕汁、生姜汁一凉一热，相互制约，生津化血。本方服用时以枣汤送服，意在以"赤"补血，同时，大枣益气和血，可助药力。在血虚的治疗过程中，还应注意避免过食辛辣食物，以免伤及血络，减缓补血之力。

【应用点津】本膏适用于女性气血不足等证的调理，经期及孕期应咨询医生后服用。在药物加减方面，如产后面色晦暗，可加红花 100 克、桃仁 100 克、阿胶 150 克以理气养血；如产后少气懒言、倦怠乏力，可加炙黄芪 300 克、白术 150 克、桂枝 90 克、饴糖 100 克以温中补虚、健脾益气；如产后腰膝冷痛、周身困重，可加羌活、独活、防风各 100 克以除寒湿之邪；如产后出现小腹冷痛绵绵、大便溏薄，可加小茴香、吴茱萸、菟丝子各 90 克以温中散寒。

17. 乳蜜膏

【组成】牛乳 3500 克，白蜜 1000 克，人参 150 克，当归 150 克，独活 150 克，大枣 10 枚（100 克），桂心 100 克，甘草 100 克。

【制法】将后六味药切碎，水浸半小时后煎煮，去滓浓煎，兑入牛乳、白蜜慢火收膏即可。

【功用】补益气血，祛风除寒。

【适应证】产后虚寒，畏寒肢冷，面色㿠白无泽。

【用法】每服 15 克，餐后服用。

【禁忌证】实证、热盛不宜服用。

【点评】本方出自《备急千金要方·卷三·妇人方中·虚损》，常用于治疗妇人产后虚寒、腰冷身痛等症。妇人产后，实为气血虚极之时。妊娠十月，全身之气血注于任脉，下行以养胎元，同时，肾气也资助胞宫，使其安稳发育。孕之有时，产之将至，产门大开而胎儿从中而出。生产实为耗气之过程，气血下涌则胎儿能出，而此时产门松弛，开合失司，故胞内精血从产门外泄，气随血脱，形成虚损之象。如胎儿经阴户而出，产门必须经过一段时间恢复，此时妇人体虚神倦，极恶风寒，此为产后"月内"时期。《医宗金鉴·妇科心法要诀·产门不闭证治》中指出：产门不闭由不足。产后卫气虚，难以司开合、御外邪，因此，风寒直中，极易伤阳滞气，此为里寒也，故见畏寒肢冷。同时，产后气血亏虚而脉道滞涩、血行无力，无以荣养头面四肢，故面色㿠白而无华。此病虽有寒象，但应抓住妇人产后气血必虚之根本，因此，温阳散寒能治标，补气生血才可治本，过用温阳散寒则易燥化伤阴，耗气伤血。

本膏组方精炼，从补血益气、温里散寒两方面入手。重用牛乳，大补虚损、养血润燥，同时也能制约肉桂之燥热，以防其耗气伤阴；蜂蜜甘缓，补脾和营，培补后天之本，助其化生气血；人参、当归合用，气血双补，同时，人参行气、当归行血，又因气血本为同源，故能通产后气血瘀滞，祛瘀而生新；独活善祛风寒，肉桂大辛大热，能温经通脉、补火助阳，使风寒去、经脉通、阳气复；甘草、大枣益气补血，既助上药药力，也缓诸药药性。

本膏在食用过程中仍需注意的是，虽然在组方上寻求阴阳平衡，但其方性仍以善行善温为主，故实证、热证患者不宜服用，同时，本膏服用时配合食补效果更佳。

【应用点津】在药物加减方面，如产后腰痛、难以活动，可加羌活、川芎、秦艽各 100 克以散风寒湿邪；如有四肢冰凉、畏寒恶风等症状，可加桂枝 100 克、白芍 150 克、生姜 150 克以调和营卫；如产后虚汗不止、皮肤湿冷，可加黄芪 150 克、防风 100 克、白术 100 克，制附子 90 克。

第四章　近代名医膏方验案

1. 叶天士

叶桂（1666—1745），字天士，号香岩，别号南阳先生，晚年又号上津老人，江苏吴县（今江苏苏州）人。叶天士是清代著名医学家，四大温病学家之一。叶天士最擅长治疗时疫和痧痘等证，是中国最早发现猩红热的人。叶天士在温病学上的成就尤其突出，是温病学的奠基人之一，其所著的《温热论》为我国温病学说的发展提供了理论和辨证基础。

膏方验案选析

医案一　肝肾阴虚风动舌刺咳嗽

久热风动，津液日损，舌刺咳嗽。议以甘药养其胃阴。老年纳谷为宝。

生扁豆150克（扁豆生用清肺，熟用补脾，向有此说，然终宜炒用），麦冬150克，北沙参110克，天花粉75克，甘蔗浆450克，柿霜75克，白花百合150克。熬膏，加饴糖两许，每服时滚水调服10克，晚上服。

（选编自《临证指南医案》卷一）

翻译：患者邪热伤阴日久，阴虚阳亢，虚风内动，津液日渐耗伤，出现舌生芒刺、咳嗽的症状。叶天士考虑用甘味药来培补胃阴。老年人以多食使胃气健旺为好。

按语

本案中患者所患为中风之病，证属肝肾亏虚。患者身患热病日久，邪热耗伤阴液，阴虚导致阳的偏亢，肝风内动，发为中风，病机为肝肾亏虚，阴气不能上承。出现咳嗽、舌生芒刺等症状是由于津液耗伤，肺阴不足，肺失凉润，影响到肺的肃降功能，肺脏失于清肃，气不下降而上逆。

此外，中风的特点在于突然昏仆，不省人事，半身不遂，口舌歪斜，言语不利，其病机为阴阳失调、气血逆乱。究其病因，可因情志失调、劳倦过度、饮食不节等诱发。中风起病急骤, 好发于 40 岁以上人群。

叶天士对于此病以培补脾胃为治疗思想。根据患者的临床症状, 投以甘寒养阴之法。方中扁豆、麦冬、北沙参、天花粉、甘蔗浆养阴生津、甘缓柔润; 柿霜甘凉清肺、润燥化痰; 百合清痰热、润肺燥、补虚损。上述诸味药熬成膏, 加入饴糖。方中饴糖以软饴糖为佳, 软者为黄褐色浓稠液体, 味甘质稠, 能缓拘急, 补虚损, 生津润燥, 多用于治疗劳倦伤脾、里急腹痛、肺燥咳嗽、吐血口渴、咽痛便秘等, 烊化冲入汤药中, 也可用于膏滋药之熬膏或入丸剂。本案患者津液耗伤、阴气不足, 夜晚为阴时, 服药后接阴气生长, 故嘱其傍晚服药, 以药力承接辅助阴气生长。

医案二 阴精不藏, 浮阳外越遗精

某, 令烦倦嗽加, 是属不藏。阳少潜伏, 两足心常冷, 平时先梦后遗。有神驰致精散, 必镇心以安神。犹喜胃强纳谷, 若能保养, 可望渐愈。

桑螵蛸, 金樱子, 覆盆子, 芡实, 远志, 茯神, 茯苓, 龙骨, 湖莲。煎膏, 炼蜜收, 饥时服 25 克。

（选编自《临证指南医案》卷三）

翻译: 冬令时节, 患者烦躁倦怠, 咳嗽加剧, 是因为阴气不藏。阳气虚少, 浮越于外, 常常感到两足心发冷, 先梦而遗精, 神驰不安, 一定要用镇心安神之法。患者胃气尚强健, 如果治疗保养得当, 预后较好, 会渐渐痊愈。

按语

本案中患者遗精。患者为遗泄所痛苦, 冬季本来应该顺应阳气收藏、阴气内敛的趋势, 以保藏精气为关键。但该患阳气浮越, 阴气不藏, 所以出现烦躁倦怠, 咳嗽加剧, 先梦后遗, 心神不安的症状。

遗精是指房事以外的非正常的精液遗泄病证, 每月 1 ～ 2 次属于生理现象。如果遗精次数过多, 每周 2 次以上, 或清醒时流精, 伴有头昏、精神萎靡、腰腿酸软、失眠等表现, 则为肾精流失之变现, 久而久之, 肾精亏耗严重。

叶天士治疗滑泄遗精的病证, 强调"滑涩通用"的方法, 滑则通利, 涩则填固, 反对一味使用固涩药, 方中的桑螵蛸、金樱子、覆盆子、芡实益肾收敛, 固涩精液; 远志、茯神、龙骨则为神驰不安、心神不宁而设, 镇心安神、交通心肾, 心神安宁, 则相火不致妄动而耗伤阴精; 茯苓利水渗湿, 益脾和胃, 宁心安神。

案中膏方所用符合了病证治疗多方面的需要。

2. 马培之

马培之（1820—1903），清代名医，字文植，晚号退叟。江苏武进孟河镇人，孟河医派代表人物，被誉为"江南第一圣手"。自幼随其祖父名医马省三习医十六年，尽得其学。后又博采王九峰、费伯雄等医家之说，融会贯通。曾为慈禧太后诊病，治愈其病后，名声大振。从学弟子甚多，有丁甘仁、巢渭芳、马伯藩、邓星伯、贺季衡等。

膏方验案选析

医案一 肝郁心脾两虚的郁证

林右郁损心脾，木不条畅，胸咽作梗，心悸腹鸣作痛，食不甘味，拟调畅心脾，以舒木郁。

党参，山药，远志，酸枣仁，郁金，白术，佩兰，煅龙齿，龙眼肉，当归，炙甘草，金橘叶，广木香，红枣。

诊进养营合妙香散，养心脾以开郁，心神较安，胃亦较舒，前法进治。

党参，酸枣仁，远志，佩兰，炙甘草，陈皮，麦芽，红枣，白术，茯苓，当归，龙眼肉，广木香，煅龙齿。

膏方：潞党参90克，沙苑60克，当归45克，佩兰45克，炙甘草12克，龙眼肉90克，炒白术45克，煅龙齿90克，怀山药90克，茯神60克，木香15克，合欢皮45克，白芍30克，枣仁90克，香附30克，红枣125克。

煎汁3次，冰糖250克收膏。

（选编自《马培之医案·郁证》）

翻译：肝气郁滞损伤心脾，肝气失于条达而不畅，胸咽似有物阻，心悸腹痛肠鸣，食不知味，治以养心健脾，调畅肝郁。

二诊用养营汤合妙香散加减治疗，调养心脾来疏解抑郁，心神安宁，胃脘舒适，用上方继续治疗。

按语

本案中患者所得之病为郁证，为肝气郁滞不畅所致。胸中为气机升降的之所，咽部为水谷的通道，通脾胃之气，主纳而不出，向下与六腑相通。抑郁损伤心脾，神明被扰，所以出现心悸；胃之大络名曰虚里，入于脾而布于咽，肝气不舒，肝阳上升，则虚里受病，向上导致胸咽不畅，如有物阻；中则肠鸣腹痛，食不知味。

郁证是情志刺激导致肝失疏泄、脾失健运、心失所养，脏腑阴阳气血失调而成，主要表现为心情抑郁、情绪不宁、胸部满闷、胁肋胀痛，或善怒易哭，或咽喉如有异物梗塞，常见于青中年女性及更年期妇女。

本病的根本在于心脾两伤，肝气郁滞不畅实为表象。马培之治其病提倡养心健脾、抑木畅中之法。本病以虚为主，所以选用养营汤合妙香散加减。养营汤功能益气、补血、安神，多用于治疗气血不足、肺脾两虚、心神不安；妙香散功能益气、宁心、镇惊，多用于治疗心气不足所致的心神不宁。方中以党参、酸枣仁、远志、炙甘草、红枣、白术、当归、龙眼肉等养心健脾，益气养血，交通心肾；又用佩兰、广木香、煅龙齿疏肝解郁，行气镇惊，标本兼顾。

病情稳定之后，又用膏方调治。在原来基础上，加入沙苑子、白芍、合欢皮、香附，用冰糖收膏，加强了培补肝肾、养血安神和行气解郁的力量，纵观全方，以养心健脾为主，疏肝解郁为辅，即"虚者清养，实者疏泄"之法。

医案二　疝气兼咳嗽

广东张左，肝足厥阴之脉，循阴器而络睾丸，气虚湿寒下袭，狐疝坠痛。拟益气养营，温泄厥阴。

生黄芪，炙甘草，白芍，法半夏，升麻（醋炒），泽泻，肉桂，云茯苓，焦白术，当归，炒小茴，潞党参。

………

三诊狐疝坠胀已减其半，而痰嗽又发，二者皆寒湿为患，湿痰随气升降也。仍昨法参以肃肺。

生黄芪，潞党参，焦白术，云茯苓，小茴香，破故纸，肉桂，橘红，青皮，白前，半夏，杏仁，白芍，炙甘草，姜红枣。

四诊狐疝较平，夜半痰嗽未能尽止，积饮未清，用苓桂术甘加味。

茯苓，肉挂，白术，甘草，党参，黄芪，青皮，白芍，小茴香，杏仁，苏子，制半夏，破故纸，姜。

………

九诊经治以来，疝平嗽止，坠胀亦好，小溲长而赤，气化已行，湿邪下达，均属佳征，仍以原方进治。

潞党参9克，炙黄芪9克，新会皮3克，白术4.5克，甘杞子4.5克，肉桂1.2克，法半夏4.5克，炒白芍4.5克，厚杜仲9克（盐水炒），茯苓9克，炙甘草1.2克，煨姜2片，木瓜3克，破故纸6克（盐水炒），炒小茴3克，当归4.5克，红枣2枚。

膏方：原方去木瓜，加续断。

（选编自《马培之医案·狐疝》）

翻译：足厥阴肝经经脉循行循阴器、络睾丸，气虚寒湿之邪向下侵袭，狐疝坠痛。治以益气养营，温泄厥阴。

三诊：狐疝坠胀的感觉已经减轻近半，又复发痰饮咳嗽病，这两个病都是寒湿之邪所致，痰湿随气机升降。继续按照之前的方法清肃肺脏。

四诊：狐疝较前减轻，夜晚仍有少许咳嗽，是因为痰饮日久未清，用苓桂术甘温化之法。

九诊：几经治疗，狐疝咳嗽都已见好，小便长而赤，气化恢复，湿邪渐去，都是好的征象，所以继续原方治疗。

按语

本案患者为疝气兼有咳嗽咳痰。狐疝是足厥阴肝经为病，湿热内郁，寒气外束，导致湿热之邪不得疏散，所以狐疝作痛，痰饮咳嗽也为寒湿之邪作祟，痰湿随气机升降，发为咳嗽。

狐疝又叫"阴狐疝""小肠气"，多因肝气失于疏泄，气机下陷而发，发病时腹内部分肠段滑入阴囊，阴囊时大时小，胀痛并作，如狐出没无常，故称为"狐疝"，即现代医学的腹股沟疝。

初诊主要针对狐疝而用黄芪、甘草、升麻、茯苓、白术、党参以益气升提，以半夏、泽泻、肉桂、茴香温泄厥阴，又用白芍、当归和血养营。三诊时指出狐疝和痰饮咳嗽都是寒湿之患，提出了气机升降的重要性，在原来的基础上加入了橘红、青皮、白前、杏仁等肃肺降气化痰之品；咳嗽日久，除治肺理脾之外，还考虑了治肾，三诊时加入补骨脂、姜红枣，以补肾和营。四诊时治疗以苓桂术甘温化法。九诊时已取得明显效果，疝平嗽止，气化亦复，湿邪渐去，用以培本之法，加入甘杞子、杜仲、续断培补肝肾；煨姜性味辛、苦，大热，也用以温化散寒。纵观全过程，因气陷而益气养营，因疝痛而温泄厥阴，因痰嗽而肃肺化痰，因积饮而温阳化饮，最后以调中温摄下元收功，如法炮制为膏。

3. 张聿青

张聿青(1844——1905)，清末医家。名乃修，小字莲葆，祖籍江苏常州，后迁无锡，从父学医。其从医主要理论有：①年迈正虚，治重补益，精心调养。②补益调养，尤重肝肾，滋护胃气。③扶正祛邪，兼顾标本，重舌脉诊。著有《张聿青医案》，秦伯未称其"论病处方，变化万端，不株守一家言"。

膏方验案选析

医案一　心肾不交的遗精

鲍左，遗泄频来，数年不愈，每至遗后，饮食转增，若暂止之时，饮食转退。盖脾胃之运化，原借命火之蒸变而为出入，肾水有亏，坎中之阳，不能潜藏。拟以介类潜之。

生地炭 110 克，炒鸡头子 75 克，酒炒女贞子 75 克，元米炒西党参 110 克，熟地炭 150 克，旱莲草 75 克，炒山药 75 克，朱茯神 110 克，煅龙骨 110 克，牡蛎 150 克（盐水煅），潼沙苑 75 克，炒於术 53 克，金色莲须 19 克，龟甲心 300 克（刮去白，炙），柏子仁 75 克（勿研），远志肉 22 克，大淡菜 110 克。

上药煎汁收膏。

（选编自《张聿青医案》卷二十）

翻译：患者经常遗精，多年不愈，每次遗精后，食量增加，遗精暂时停止的时候，饮食又减少。这是因为脾胃的运化功能有赖于命门之火，肾阴不足，坎中之阳难以维系而浮越于外。治以介类药物潜藏阳气。

按语

本案患者患的是遗精，为脾肾不足、虚阳上泛所致。脾肾相因，精气互生，所以在病理状态下互为进退，互相影响。坎中之阳有赖于两肾之阴精的滋养，若肾水不足，则坎中之阳难以维系而浮越于外，阴阳不调，就会导致遗精。

阴阳不交，水火不济，用龟甲心、煅龙骨、煅牡蛎等药物以其至阴沉重的属性，引阳气下行，使升降恢复正常。方中另配有培补肝肾、补益脾胃、宁心安神的药，佐以收敛固脱；鸡头子为豆科植物猪仔笠的块根，性味甘平，清肺化痰，治疗肺热咳嗽、烦渴、赤白痢疾等病证。张聿青治疗遗泄之法，主要从阴虚阳越论治。

医案二　水不涵木，肝木乘脾，胃失和降

吴右产育频多，木失涵养，风木上干胃土，中州不舒。胃纳因而日少，甚则涎沫上涌，有似湿从上泛之象。非湿也，正与厥阴篇中肝病吐涎沫之文相和，时辄不寐，所谓胃不和则卧不安也。然阳明之气不衰，风木虽从上干，胃气自能抵御，何至土为木乘乎。阳明以通为用，则是通补阳明，平肝和胃，为开手第一层要义。宜先用通补煎剂以治肝胃，俟胸宽纳谷渐增，再以膏剂养肝之体。煎方并附。

人参须另煎冲入，制首乌，厚杜仲，阿胶珠，枳实，制半夏，白归身（酒炒），川断肉，炙黑草，广陈皮，炒杞子，木瓜皮（炒），左牡蛎，煅龙齿，生於术，酒炒杭白芍，白茯苓，白蒺藜（炒去刺），炒枣仁（打），奎党参。

右药宽水煎三次，滤去渣，加文冰110克收膏，每晨服一调羹，开水冲调。

先服煎药方，俟胸膈舒畅，饮食渐增，然后服膏。拟煎方如下。此方不拘帖数，如得效，不妨多服数帖。

人参须2.1克另煎冲入，陈广皮3克，川雅莲0.9克，杭白芍酒炒4.5克，沉香曲6克炒，白茯苓9克，淡干姜0.5克，制半夏4.5克，枳实3克，炒谷麦芽各6克。

（选编自《张聿青医案》卷二十）

翻译：患者生育颇多，肝木失于涵养，横逆中焦胃腑。因而胃的纳运功能日益减退，甚至有痰涎上涌，像湿邪上泛的表现，却不是湿邪，与厥阴篇中肝病吐涎沫一文相和，时常失眠，就是所说的胃腑不舒，夜寐欠佳。然而胃气不虚，虽有肝气上泛，胃气尚能抵御，脾土又如何为肝木所乘？胃腑以通为用，平降肝气，健脾和胃为第一要义。应该先用通补的药物平肝和胃，等到气机调畅，食量渐渐恢复，再用膏方滋养肝体。

按语

本案病患为肝胃不和之证。肝肾不足，肝木失于滋养，克于脾土，中焦不和，胃气失于和降，故纳食减少，痰涎上逆。胃不和则卧不安，胃腑不舒，方有夜眠欠佳之表现。

张聿青先用通补的药物健脾和胃，行气降浊，再用膏方滋养肝体，调肝用，补阳明，安心神。膏方中用人参、生白术、白茯苓、党参健脾和中；首乌、杜仲、阿胶、川断、杞子、木瓜、白芍补血柔肝；枳实、半夏、陈皮行气化浊；炒枣仁养心安神；牡蛎、龙齿、白蒺藜平肝潜阳。

4. 丁甘仁

丁甘仁（1866—1926），名泽周，江苏省武进县孟河镇人，家世业医，为近代著名中医学家，学识渊博，通晓内科、外科及喉科。丁甘仁尤擅于外感热病的治疗，在辨证论治上，他采用伤寒辨六经与温病辨卫气营血相结合的方法，在方药上将经方与时方综合运用，其开创了伤寒、温病两个学说相统一的先河。

膏方验案选析

医案一　痔疮肛漏并失眠

罗先生始患痔漏，继则不寐，痔漏伤阴，阴伤及气，气阴不足，气不能配阳，阴虚及阳，故为不寐。不寐之因甚多，而大要不外乎心肾。离中一阴，是为阴根，阴根下降，是生水精。坎中一阳，是为阳根，阳根上升，则为火母。坎离交济，水火协和，阳入于阴则为寐，阳出于阴则为寤也。肾阴不足，水不济火，心火不能下通于肾，肾阴不能上济于心，阳精不升，水精不降，阴阳不交，则为不寐，此不寐之本也。肝为乙木，内寄阳魂，胆为甲木，内含相火。平人夜卧，魂归于肝，阳藏于阴也。肾阴亏耗，水不涵木，肝不能藏其阳魂，胆不能秘其相火，神惊火浮，亦为不寐，此不寐之兼见也。离处中宫，坎居下极，位乎中而职司升降者脾胃也。胃以通为补，脾以健为运，脾失健运，胃失流通，中宫阻塞，不能职司升降，上下之路隔绝，欲求心肾之交，不亦难乎。故经云：胃不和则卧不安，胃不和者，不寐之标也。道书云：离为长女，坎为少男，而为之媒介者，坤土也，是为黄婆，其斯之谓乎。错综各说，奇偶制方，益气以吸阳根，育阴以滋水母，升戊降己，取坎填离，益气即所以安神，育阴亦兼能涵木，标本同治，以希弋获。是否有当，即正高明。

清炙绵芪150克，上潞党参150克，仙半夏75克，大生地150克，抱茯神朱砂拌110克，大熟地150克，炙远志肉37克，清炙草19克，酸枣仁110克，北秫米包110克，明天冬53克，大麦冬53克，炒怀山药75克，甘杞子75克，生牡蛎150克，广橘白37克，白归身110克，大白芍110克，花龙骨75克，青龙齿75克，紫石英110克，炙鳖甲110克，川石斛110克，马料豆110克，潼蒺藜110克，紫丹参75克，川贝母224克，鸡子黄10枚，另打搅收膏。

上药煎4次，取浓汁，加龟甲胶150克，清阿胶150克，均用陈酒炖化，白冰糖300克熔化。再将川贝、鸡子黄依次加入，搅和收膏。每早晚各服两匙，均用白开水冲服。如遇伤风停滞等证，暂缓再服可也。

（选编自《丁甘仁医案》卷八）

翻译：罗先生初起患有痔疮合并肛漏，后来出现不寐。痔漏耗伤阴津，阴津的耗伤累及于气，则气阴两伤，气虚导致阳虚，所以为阴虚导致阳虚，发为不寐。不寐的病因有很多，却不外乎心肾两脏。八卦中心属于离卦为火卦，肾属于坎卦为水卦。心火入于坎中，肾水上注离内，坎离二卦相交，水火既济，阳入于阴则入睡，阳出于阴则醒来。肾阴不足，肾水不能上济于心，心火不能下通于肾，阴阳不交，就会失眠，这是不寐的根本。肝属于乙木，内有阳魂寄藏，胆为甲木，内含相火。正常人晚上睡觉，魂入于肝，阳藏于阴。肾阴亏虚，肾阴不能滋养肝木，所以肝脏不能内藏阳魂，胆也不能内含相火，相火浮越神志惊扰，也会发生不寐。脾胃位于中焦，主管升降之职。胃腑在于流通，脾气在于健运，二者功能失常，则上下的通路阻塞，心肾难以相交。所以《黄帝内经》说：胃不和则卧不安。治以益气安神，滋阴涵木。

按语

本案中患者得的是失眠。患者一直患有痔疮合并肛漏，疾病日久伤阴，阴伤及气，气阴两亏，气不能配阳，且阴损及阳，所以失眠。肾阴不足，水不济火，心火不能下交于肾，肾阴不能上济于心，阴阳不交，出现不寐，这是本病的根本。

丁甘仁以益气安神，育阴生津为法，标本同治，心肾肝脾同调。茯神、远志肉、酸枣仁、丹参、合欢花、莲子安定心神；鳖甲、石斛、潼蒺藜补肾固精；牡蛎、龙骨、青龙齿、紫石英平肝降火；熟地黄、枸杞、当归、白芍、何首乌、鸡子黄滋阴养血；半夏、秫米、山药、橘白、马料豆健脾化痰以安脾胃；又加入黄芪、党参、生地黄、天冬、麦冬益气生津，清心除烦。

医案二　阳虚痰饮的咳嗽病

张先生每冬必咳，气急不平，天暖则轻，遇寒则甚，此阳虚留饮为患也。阳为天道，阴为地道，人生贱阴而贵阳。经云：阳气者，若天与日，失其所则折寿而不彰。素体阳虚，脾肾两病，肾虚水泛，脾虚湿聚，水湿停留，积生痰饮，年深不化，盘踞成窠，阻塞气机，据为山险。上碍肺金右降之路，下启冲气上逆之机，不降不纳，遂为气急。饮为阴邪，遇寒则阴从阳属；虎借风威，遇暖则阴弱阳强，邪势渐杀矣。痰饮生源于土湿，土湿本源于水寒，欲化其痰，先燥土湿，欲燥土湿，先温水寒，书所谓外饮治脾，内饮治肾也。肺主气，胃为化气之源，肾为纳气之窟。肺之不降，责之胃纳，肾之不纳，责之火衰。欲降其肺，先和其胃，欲纳其肾，先温其阳，书所谓上喘治肺，下喘治肾是也。证属阳虚，药宜温补。今拟温肾纳气，温肾则所以强脾，和胃降逆，和胃功兼肃肺。但得土温水暖，饮无由生，胃降金清，气当不逆，气平饮化，咳自愈矣。症涉根本，药非一蹴能治，仿前贤方乃三思而定，略述病由，以便裁夺。

别直参 110 克，云茯苓 150 克，潜於术 110 克，清炙黄芪 110 克，清炙草 25 克，炙远志肉 37 克，大熟地 150 克，川桂枝 19 克，五味子 25 克，淡干姜 12.5 克（同捣），熟附块 37 克，川贝母 110 克，甜光杏各 110 克，蛤蚧尾 5 对（酒洗），砂仁末 25 克，范志曲 110 克，陈广皮 37 克，半夏 110 克，旋覆花 53 克（包），代赭石 150 克（煅），补骨脂 75 克、核桃肉 20 枚（二味拌炒），炙白苏子 110 克，怀山药 110 克，山萸肉 110 克，福泽泻 53 克，厚杜仲 110 克，川断肉 110 克，甘杞子 110 克。

上药煎4次，取极浓汁，加鹿角胶150克，龟甲胶150克，均用陈酒炖烊，白冰糖半斤，熔化收膏。每早服10克，临卧时服10克，均用开水冲服。如遇伤风停滞等，暂缓再服可也。

（选编自《丁甘仁医案》卷八）

翻译：张先生每到冬天一定会咳嗽，气急难以平复，天气暖和了症状就会减轻，感受寒冷就会加重，这是因为阳虚痰饮为患。《黄帝内经》云：人身的阳气，就像天上的太阳一样重要，如果阳气失去了正常的位次而不能发挥其重要作用，人就会减损寿命或夭折，生命机能也会减弱。患者平素体质就为阳虚，脾肾同病，肾虚水湿上泛，脾虚湿邪停聚，水湿积聚生为痰饮，日久不散，阻塞气机运行。向上阻碍肺气肃降，向下使气机上逆，所以出现气急。痰饮为阴邪，遇寒就会加重，得温减轻。痰饮来源于脾土之湿，脾土之湿来源于肾水，想要化解痰湿，根本在于治肾。肺主气，胃为化气之源，肾为纳气之地，肺气不降，是因为胃腑不化，肾脏不纳。想要降肺气，先要健脾和胃，想要肾脏纳气，先要温煦肾阳，这就是所谓的上喘治肺，下喘治肾。本病属于阳虚，应该用温补的药。治以温肾纳气，温煦肾阳则健脾和胃，降逆肃肺。脾土得以温运，肾水得以温煦，痰饮则无从化生，胃气通降，肺气清肃，则气不上逆，咳嗽就会痊愈。

按语

本案以咳嗽为疾患，是阳虚痰饮泛滥所致。患者平素身体阳虚，脾肾两亏。肾虚以致水泛，脾虚而致湿聚，水湿停留，积痰生饮，日久不化，盘踞成窠，阻塞气机。既阻碍肺气肃降，又使冲气上逆，不降不纳，遂发为咳嗽气急。痰饮实为阴邪，遇寒则重，得温则轻。

本病属阳虚之证，当以温药和之。综合病机，阳虚、湿聚、痰凝及肺、脾、肾三脏转输蒸化津液之功能失职。因此，丁甘仁治以温肾纳气，鼓动肾阳以资脾阳，和胃降逆，宣肃肺气。方以金匮肾气丸为基础，另加蛤蚧、补骨脂、核桃肉、杜仲、川断、枸杞以补肾助阳、纳气平喘；六君子汤加以砂仁、神曲益气健脾、燥湿化痰；又有川贝、杏仁、旋覆花、代赭石、白苏子清肺化痰、降逆止咳。

5. 严苍山

严苍山 (1898—1968)，名云，浙江宁海人。出生于医学世家，家学渊源，跟从祖父学习中医，后又师承名医丁甘仁先生。擅治急症、重症，于急性外感温热病尤所专长，所创疫痉，即脑膜炎的"三护一防"——护脑、护津、护肠、早防的防治法，颇有疗效。他认为医者应兼取百家，汲祖国古代医学之精华，革故鼎新，敢于推陈出新。

膏方验案选析

医案一　肾虚肝火，肺失宣降的咯血

严某，男48岁，10年前咯血起因，此后愈发愈勤，今夏又曾大吐血一次。近晨起咳嗽痰多，口渴喜饮，面红浮火，腰酸而重，脉浮滑有力，苔薄腻。素体肺肾两亏，肝火过旺，阳络受伤，咯血屡发，痰热内蕴，清肃失司，病久根深，殊防辗转入损。时值冬令，还宜大剂膏方，补益肺肾，祛痰清火，宁络止血为治。膏以代煎，力大功宏。

四川银耳30克(另煎，后入)，毛燕30克(布包另煎，后入)，冬虫夏草30克，潞党参60克，北沙参60克，天麦冬各60克，大百合90克，生熟地各120克，怀山药90克，当归身60克(盐水炒)，生白芍90克，甜冬术90克，杜仲90克(盐水炒)，女贞子90克，京玄参90克，川断肉90克，枸杞子90克，甜光杏各60克，川象贝各45克，生石决150克，竹沥半夏60克，炙紫菀60克，旋覆花60克(包煎)，炙枇杷叶90克，旱莲草90克，白及片45克，藕节炭90克，炒丹皮90克，马料豆20克，怀牛膝90克(盐水炒)，知柏各45克(盐水炒)，炙甘草30克，建泽泻90克，玄精石180克，淡秋石150克，五味子60克(盐水炒)，菟丝子60克，陈木瓜60克，白茯苓90克，冬桑叶60克，甘菊花60克，胡桃肉120克。

上药共浓煎3次，去渣取汁，加龟甲胶120克(陈酒烊化)、驴皮胶120克

(陈酒烊化)、冰糖 600 克,文火收膏。日服 2 次,每次 1 匙,开水冲服。

（选编自《内科名家严苍山学术经验集》）

翻译:严先生,48 岁,10 年前开始出现咯血,从那以后发作越来越频繁,今年夏天又大吐血一次。近日以来晨起咳嗽痰多,口渴喜欢喝水,面色发红如有浮火,腰部有酸重感,脉象浮滑有力,舌苔薄腻。患者平素肺肾两脏亏虚,肝火过于亢盛,脉络受损,所以频繁咯血,痰热蕴于体内,肺气失于肃降,疾病日久,病根深痼,需要防止转入劳损。现在正值冬季,应该用大剂量的膏方,补益肺肾两脏,祛痰清火,宁络止血。

按语

本案所患咯血,皆因肺气虚弱,肾阴亏损,肝火过旺,灼伤血络,血溢脉外而从口咯出。痰热蕴于体内,肺气失于肃降,故发为咳嗽,口渴欲饮,面部升火。腰部酸重为肾虚之征,脉浮滑、苔薄腻均为湿热的征象。

疾病日久,易发为虚劳。严苍山治疗以补益肺肾为主,以四川银耳、毛燕、冬虫夏草、潞党参、天冬、麦冬、大百合、生地、熟地补肺益肾;女贞子、玄参、丹皮、知母、黄柏、玄精石、淡秋石滋阴清火;甜杏仁、光杏仁、川贝母、象贝母、半夏、紫菀、枇杷叶祛痰止咳;旱莲草、白及片、藕节炭宁络止血。煎膏久服,有祛病延年的功效。

医案二　肾阴不足,肝阳上亢眩晕

陈某,男 23 岁,素有头晕目眩、心烦失眠等症,近年不时反复,肝阳上亢,头面发赤,口渴喜饮,大便苦秘,脉弦细,舌绛,苔薄白。责其病源,无非肾阴不足,肝阳有余,虚火上扰,心神不宁之故。兹拟膏方,当以滋肾平肝、养血安神为主。

潞党参 60 克,北沙参 30 克,生熟地各 90 克,甜冬术 90 克,怀山药 90 克,天麦冬各 60 克,金石斛 60 克,当归身 60 克,旱莲草 90 克,生白芍 60 克,制首乌 90 克,女贞子 90 克,枸杞子 60 克,料豆衣 90 克,炙甘草 30 克,菊花 60 克,生石决 180 克,怀牛膝 90 克(盐水炒),钩藤 90 克,薄荷炭 30 克,朱茯神 90 克,柏子仁 90 克,珍珠母 120 克,炙远志 45 克,炒枣仁 90 克(打),合欢皮 90 克,五味子 30 克(盐水炒),淮小麦 120 克,知柏 45 克(盐水炒),炒丹皮 60 克,建泽泻 60 克,生牡蛎 240 克,京玄参 90 克,山萸肉 45 克(盐水炒),黑芝麻 90 克，胡桃肉 120 克。

上药共浓煎 3 次，去渣取汁，再加龟甲胶 120 克 (陈酒烊化)、驴皮胶 120 克 (陈酒烊化)、鳖甲胶 60 克 (陈酒烊化)、白蜜 240 克、冰糖 360 克收膏。

(选编自《内科名家严苍山学术经验集》)

翻译：陈先生，23 岁，平素就有头晕目眩、心烦失眠等症状，近几年来时常反复发作，肝阳上亢，则头面部颜色红赤，口渴喜欢喝水，大便秘结，脉象弦细，舌质色绛，舌苔薄白。探究该患者的病机，是因为肾阴不足，肝阳有余，虚火上扰心神，导致心神不安。膏方治疗应该以滋肾平肝，养血安神为主。

按语

本案中患者苦于眩晕，证属肝阳上亢。肾藏精，为先天之本。肾阴不足，水不涵木，肝阳上扰，相火引动君火，心火亢盛，故出现头晕目眩、心烦失眠等症。心火上炎头面，肾水难以上济，心肾不交，故有颜面红赤、口渴喜饮，阴津减少则大便秘结，再观其舌脉，均为肝阳上亢之征。

严苍山采用滋肾平肝、养血安神的方法，方以知柏地黄丸、二至丸等滋养肾阴为主；佐以甘菊花、石决明、钩藤、牡蛎平肝潜阳；远志、枣仁、合欢皮、淮小麦宁心安神。煎膏久服，可获良效。

6. 秦伯未

秦伯未（1901—1970），名之济，字伯未，号谦斋，上海人。出身道医世家，继承家学，从师丁甘仁。他在温病、肝病、水肿病、腹泻、痛证、溃疡病、慢性传染性肝炎、心绞痛等方面均有很深的造诣，积累了丰富的临床经验，强调对中医的学习应该继承与发扬并举。著有《清代名医医案精华》《百病通论》《内经类证》《药性提要》等。

膏方验案选析

医案一 肺阴不足，痰饮内阻的哮咳病

鲍左，自幼即有哮咳，都由风寒袭肺，痰滞于肺络之中，所以隐之而数年若瘳，发之而累年不愈。今则日以益剧，每于醋睡之中突然呛咳，由此而寤，寤频咳，其咯吐之痰却不甚多。夫所谓袭肺之邪者，风与寒之类也。痰者，有质而胶黏之物也。累年而咳不止，若积痰为患，何以交睫而痰生，白昼之时痰独何往哉，则知阳入阴则卧，阴出之阳则寤。久咳损肺，病则不能生水，水亏不能含阳，致阳气预收反逆，递射太阴，实有损乎本元之地矣。拟育阴以配其阳，使肺金无所凌犯，冀其降令得行耳。

炒黄南沙参150克，炒松麦冬53克，云茯苓150克，海蛤壳190克(打)，川贝母150克(去心)，蜜炙款冬花37克，蜜炙橘红37克，炒香玉竹110克，蜜炙紫菀肉75克，甜杏仁75克(去皮，水浸，打绞汁)，煨代赭石150克，川石斛110克，牛膝炭75克，杜苏子190克(水浸，打绞汁，冲入)，蜜炙百部75克。

共煎浓汁。用雪梨600克、白蜜75克同入，徐徐收膏。

（选编自《秦伯未膏方集》）

翻译：患者幼年开始就有咳嗽，是因为风寒之邪侵袭肺脏，痰邪阻滞于肺的脉络之中，所以隐藏数年没有发作，如果发作则会多年难以痊愈。如今症状日益加重，经常在熟睡时突然呛咳而醒，但是咯吐的痰量却不是很多。侵袭肺脏的邪气，主要是风邪、寒邪这两类。痰，是质地胶着黏滞的物质。咳嗽多年不愈，如果是积痰为患，为什么会睡觉的时候咳嗽，白天时痰去往何处？阳入于阴则入睡，阴出于阳则醒来。咳嗽日久肺脏受损，不能推动调节全身水液，阴虚无以制阳，导致阳气上逆，损伤本元。治以滋阴清热，润肺化痰。

按语

本案中患者得的是咳嗽，其呛咳咯痰，究其病因是自幼患有哮咳旧疾，经久不愈而导致肺阴耗伤，肺的主气行水功能失常，肺气上逆而咳嗽。咳嗽多由外感、内伤所致。外感咳嗽多由风寒、风热之邪从口鼻或皮毛而入，侵袭肺脏，或因为吸入烟尘等异味气体导致肺气郁滞等情况下而发。内伤咳嗽可由痰湿、痰热、肝火、肺阴虚引起，咳势不甚，病程较长。

针对阴虚之病机，秦伯未治以清补为主。方中南沙参、麦冬、玉竹、川石斛

等以养阴润肺，滋阴清热为主。辅以海蛤壳、川贝母、款冬花、橘红、炙紫菀肉、甜杏仁、炙百部等润肺化痰；苏子、代赭石降气平喘。纵观全方，育阴以配其阳，使肺金无所凌犯。

医案二　风寒湿侵袭关节的痹证

沈太太，十一月廿五日。腕、肘、肩、髀、腘、踝，为人身十二部，《黄帝内经》称为骨空，亦曰机阙之宝，气血之所流行。风寒客舍，不易疏散，今肩胛髀骨得寒酸疼，得温则减轻是故也。兼见受寒胁痛，欲便不便，脘痛时发，痞结不舒。以前足不温暖，今则面红提火，候起候平，脉沉缓中和，俱由阳气不振，阴火反升。治拟甘热苦温之属扶正祛邪。膏滋代药，俾除沉疴。

潞党参110克，炒熟地150克（砂仁19克，拌），大有芪110克，天生术75克，全当归75克，炒放仁150克，云茯苓110克，大川芎37克，炒续断110克，甘枸杞53克，桑寄生110克，川桂枝16克，西秦艽75克（酒炒），炒白芍53克，威灵仙53克，丝瓜络53克，丝瓜藤53克，香橼皮53克，怀牛膝75克，小茴香25克，补骨脂53克，台乌药53克，川独活16克，福泽泻110克，陈木瓜53克，青陈皮各37克。

加驴皮胶150克，煅桂心12.5克（研末），冰糖300克。

（选编自《秦伯未膏方集》）

翻译：沈太太，11月25日来诊。腕、肘、肩、髀（大腿）、腘、踝部，是人身上的十二部（左右两侧），《黄帝内经》把骨间的空隙称为"骨空"，也叫"机阙之宝"，是气血出入流行的地方。风寒之邪侵袭，不容易消散，如今肩胛、大腿部位遇寒酸痛，得温后疼痛减轻就是这个原因。同时可以见到受寒后胁肋疼痛，有便意却难以便出，时而胃脘部疼痛，腹内结块不舒服。以前双足不温，如今面色红赤，脉象沉缓，都是由于阳气不振奋，阴火反而上升的缘故。治疗用甘热苦温的药物扶正祛邪，用膏方代替汤剂。

按语

本案中患者得的是痹证，因防御肌表的卫阳不固而导致风寒湿邪乘虚侵袭，流注经络关节，凝滞气血，不通则痛。风寒湿邪为阴邪，故感寒加重，得温则减轻。痹证是由于感受风寒湿热之邪后，闭阻经络，气血运行不畅，引起肢体关节疼痛、肿胀、酸楚、麻木、重着以及活动不利，根据临床表现，相当于西医学中的风湿性关节炎、类风湿关节炎等。

秦伯未认为当先使阳气充足，阴从阳生，则气血流畅，外邪自去，邪去则正气恢复。治以甘热苦温属性的药物扶正祛邪。药用潞党参、黄芪、川桂枝、小茴香、台乌药温阳补气，兼以西秦艽、威灵仙、丝瓜络、丝瓜藤、川活、独活等活血通络。

7. 陈道隆

陈道隆 (1903—1973)，字芝宇，浙江杭州人。毕业于浙江中医专门学校，曾任该校附属中医医院院长、校正监督，师事名老中医黄香岩。陈道隆对温病治疗有独到之处，认为温病治法须随症施治，善握邪正进退之机，因势而利导之。陈道隆主张治病不拘一格，要立足于本，对理、法、方、药，辨证论治，运用自如，用药以轻灵见长。

膏方验案选析

医案一 中风先兆

刘先生。丹溪云：手指麻木，十年后须防中风。绎其意义，肝藏血，又主筋。其性刚属木，而内寄风阳，动则夹少阳以施威。风起无形，痰袭空络，互相助势，交为煎薄，则必潜于孙络，逆于边端，矧风淫末疾，经有明旨。斯症之关乎肝风，已显然若揭。及其治法，许学士之真珠母丸，缪仲淳之一贯煎，溯上孙真人之茯苓丸与朱丹溪健步虎潜丸，皆为类中立方。指既麻矣，类中之预兆已须防矣，未雨而绸缪。当集先哲垂示，互为参合，先以图治。

真珠母 240 克，陈胆星 45 克，嫩桑枝 120 克，川黄柏 60 克，吉林人参 30 克（另煎），煅磁石 180 克，川楝子 90 克，甘杞子 90 克，黑芝麻 120 克，炒枣仁 90 克，淡天冬 90 克，制首乌 90 克，明天麻 45 克，橘红 60 克，橘络 30 克，杭甘菊 90 克，女贞子 90 克，三角胡麻 90 克，蒸白术 45 克，大熟地 120 克，旱莲草 90 克，生白芍 90 克，茯苓 120 克，泽泻 90 克，干地龙 30 克，粉丹皮 45 克，肥知母 60 克，怀牛膝 120 克，苍龙齿 150 克，竹沥半夏 90 克，虎骨 24 克（现用代用品），桑寄生 90 克，泡远志 45 克，全当归 90 克，天仙藤 120 克，夏枯花 90 克，霞天曲 90 克，金橘饼 240 克，红枣 240 克，冰糖 500 克。

（选编自《陈道隆医案》）

翻译：朱丹溪说，手指麻木，10 年后应该预防中风。根据他的意思，肝的生理功能主藏血，在体合筋。肝在五行属木刚正曲直，体阴而用阳，内寄风阳。若肝阳偏亢，风阳上潜，而致中风。风邪起于无形，痰湿侵袭脉络，互滋互助，相互搏结，就会潜藏于细小的脉络，引发中风。本病很显然与肝风有关。至于治法，许叔微的真珠母丸，缪希雍的一贯煎，孙思邈的茯苓丸，朱丹溪的健步虎潜丸，都是治疗这类疾病的方。手指已经有麻木感，类似中风的先兆，需要预防中风，未雨绸缪。应当借鉴以前诸位名医的经验，作为参考来治疗。

按语

本案中患者以麻木为主症，为中风的先兆症状。患者本在阴阳两亏，肝肾不足，阴不敛阳，虚风内动，风痰交结，藏于手指细小脉络中，壅塞气血，引发手指的麻木感。

陈道隆治以健脾化痰、滋阴潜阳、培补肝肾、强筋壮骨。方中茯苓、人参、半夏、白术，功能健脾益气，温中化痰，多用于脾虚湿盛，恶心呕吐，心烦眩晕，舌淡胖苔薄白，脉滑等症。珍珠母、当归、熟地黄、人参、酸枣仁、龙齿，功能滋阴养血，镇心安神，多用于阴血亏虚，心肝阳亢，神志不宁，少寐惊悸，头晕目眩，烦热口干，舌淡脉弦细等症。黄柏、知母、熟地黄、白芍、虎骨，功能滋阴降火，强筋壮骨，多用于肝肾阴虚，腰膝酸软，筋骨痿软，行动不便，舌红少苔，脉细弱等症。当归、甘杞子、川楝子，功能滋阴柔肝，多用于肝肾阴虚，木失滋养，而见胃脘胁肋疼痛，泛酸口干，舌红少津，脉虚弦等症。

医案二　肝肾阴虚风欲动之眩晕震颤

沈先生。丹溪云：阳常有余，阴常不足。故地黄饮子之方，即本于此。阴常不足之云，是肾阴积亏于下，肝阳磅礴于上，水不涵木。木枝摇撼，至阴勿滋，一阳独啸，上实下虚，经谓厥颠发似类中，形同瘫痪。春间头晕甚剧，难以自持。耳鸣如水声漉漉，心荡如旌旗悬悬，一身轰热，百骸酸疼，疑虑丛生，恐怖猬集，卧不成酣，梦多惕惊，越趄艰行，裹足防跌，当斯时也，心阳夹肝阳相煎于上，风动痰生，凌脑窃络，清窍被蒙，清宫被窒，有形之痰浊盘踞作祟，无形之虚火归原难返，阳已扰于上，有余之谓耳，阴自亏于下，不足之云也。曾以血肉有情之品填补于下，介类潜阳之物潜戢于上。向安已多月矣，值兹封司时，尤当本地黄饮子法演进之，补其不足损其有余，宗其法而用其方也。

大生地 120 克，左牡蛎 180 克，原麦冬 90 克，真珠母 180 克，白蒺藜 120克，潼蒺藜 120 克，生鳖甲 150 克，粉丹皮 45 克，夏枯草 90 克，巴戟肉 90 克，炙龟甲 180 克，炒枣仁 120 克，杭白菊 90 克，锁阳 45 克，女贞子 120 克，明天麻 45 克，泽泻 90 克，炒杜仲 120 克，旱莲草 120 克，桑寄生 90 克，料豆 120克，制首乌 90 克，甘枸杞 90 克，陈皮 60 克，十大功劳 90 克，怀牛膝 120 克，茯神 120 克，杭白芍 60 克，阿胶 120 克，煅磁石 180 克，泡远志 45 克，东白薇60 克，金橘饼 240 克，红枣 240 克，冰糖 500 克。

（选编自《陈道隆医案》）

翻译：朱丹溪说，阳常有余，阴常不足，地黄饮子就是遵此理论的代表方。阴常不足是指，肾阴在下亏虚，肝阳上亢，肾水不制肝木。肝阳上亢导致头晕目眩，上为实证，下为虚证，类似中风。患者春天头晕十分剧烈，不能控制自己。耳鸣如潮，心空荡荡如悬，全身烘热酸痛，夜晚不能熟睡，多梦易惊，行走不利。心肝阳亢，动风生痰，侵袭脑络，蒙蔽清窍，有形之痰胶着阻塞于上，无形的虚火难以消退，上为阳亢实证，下为阴亏虚证。用血肉有形的药物填补下虚，介类潜阳的药物镇潜阳亢。正值冬季潜藏封蛰之时，以地黄饮子之法，演进巩固。

按语

本案中患者为眩晕，证属肝阳上亢。肾阴不足，水不涵木，肝阳上亢化风，扰动心神，心神不安而出现心悸、多梦等症状。肝阳上亢，气火暴升，上扰头目，所以出现眩晕、耳鸣。

膏方在地黄饮子的基础上进行加减，潼蒺藜、锁阳、女贞子、杜仲、旱莲草、桑寄生、料豆、制首乌、甘枸杞、十大功劳、怀牛膝、杭白芍、阿胶，加强培补肝肾精血之力；牡蛎、珍珠母、白蒺藜、生鳖甲、夏枯草、炙龟甲、天麻、煅磁石，同时投以潜阳息风的药物；枣仁、茯神、远志，参以宁心安神之品；因风动痰生，风痰相兼，又佐以陈皮、金橘饼顺气化痰。集为补其不足，损其有余。

8. 胡建华

胡建华 (1924—)，字丕龄，号良本，自称六乐老人。浙江省鄞县人，上海市名中医。师承丁济万、程门雪、黄文东，主修中医内科，擅长医治脾胃病、神经精神系统疾病。现任上海中医药大学教授、上海中医药大学附属龙华医院主任医师等。其主要学术观点为：①临证治病，善于调理脾胃。②活血祛瘀，创新发挥。③情志疾病，心肝为主。④神经疾病，重在治肝。

膏方验案选析

医案一　支气管哮喘

钱某，男，13 岁，学生。初诊：1986 年 10 月 13 日。

幼年即患哮证。无论何季均发。近半月来哮喘几乎持续发作，呼吸急促，咳呛甚剧，不能平卧，痰涎稠黏，不易咯出，喷嚏，流涕不止，额上出汗。舌尖红，质淡紫，苔黄腻，脉滑数 (124 次 / 分)。用强的松、氨茶碱以及抗生素等未能奏效。用舒喘灵喷雾剂，仅能暂时缓解。追问病史：哺乳期曾患奶癣。查体：体温37.8℃，心率 120 次 / 分，呼吸 36 次 / 分。听诊两肺哮鸣音满布。

哮证宿疾多年，今因外感风邪而诱发，痰浊壅肺，郁而化热。急则治其标，先以宣肺平喘，化痰祛邪之法。拟方如下：生麻黄 4.5 克，射干 9 克，炙地龙 9克，炙紫菀 12 克，炙款冬 12 克，石韦 15 克，苍耳子 9 克，桑白皮 15 克，鱼腥草 30 克，黄芩 9 克，生南星 9 克。此方起初三天，每天服 2 剂，各煎 2 汁，一昼夜分 4 次服完，同时服用氨茶碱。三天后寒热渐退，喘息减轻。遂改为每天煎服1 剂，哮喘白天缓解，夜间常发哮鸣，但程度减轻。一周后，原方去石韦、鱼腥草，加党参 12 克，仙灵脾 12 克，续服 7 剂。哮鸣、喷嚏等症状均消失，略有咳嗽。又给予培补脾肾，养肺化痰之品，煎服 7 剂后，改用膏滋方调治。

膏滋方：哮证反复发作多年，上月因外邪引动宿疾而诱发，经服汤剂治疗，哮喘逐步缓解。症见：胸闷不舒，气短，活动即感气急，略有咳嗽，喉间有痰，畏寒肢冷，倦怠无力，面色少华，纳谷不香。脉小滑略数(90次/分)，苔薄腻，舌质淡胖。哮证宿根深痼，肾阳式微，脾气亏虚，肺气耗伤，痰浊未清。治以补肾温阳，益气健脾，宣肃肺气，化痰止咳之法。拟方如下：

熟附块120克，川桂枝80克，仙灵脾200克，补骨脂150克，胡桃肉150克(打)，五味子80克，紫河车100克，生晒人参50克，炙黄芪150克，白茯苓200克，炒白术150克，炙甘草100克，白果肉150克，大熟地150克，大麦冬150克，山萸肉150克，生麻黄100克，炙地龙100克，苍耳子100克，炙苏子150克，光杏仁120克，炙款冬150克，桑白皮120克，炒防风80克，粉丹皮100克，黄芩120克，陈皮100克，佛手干100克。

本方除生晒人参、紫河车外，余药均用清水隔夜浸透，煎三汁，去渣取汁，文火浓缩，加陈阿胶160克，打碎，用陈绍酒250克炖烊，加冰糖500克，收膏时将生晒人参另煎浓汁加入，紫河车研磨成细粉调入膏中。每日早晚各服一匙，隔水蒸化。如遇感冒发热，伤食停滞，请暂停服用。服膏方期间，防止闻吸异味尘烟。忌食莱菔、茶、虾蟹鱼腥以及生冷辛辣食物。

1987年6月1日，与其母亲一同来就诊。据称服膏滋方后，今春体质较往年好，曾患感冒，但并未诱发哮证。近三天来，流涕喷嚏，咳嗽时略有气急，哮证有欲发之象。再给予初诊宣肺平喘，化痰祛邪之剂，连服7剂，咳嗽气急消失。后给予河车大造丸10克，或左归丸10克，日服2次，两丸交替服用，后哮证未见复发。

复诊：1987年11月23日。

膏滋方：去年冬天膏方进补，后又丸药调理，近一年来，喘息未发作。体质逐渐强壮，身高骤增，已能正常参加学校活动，学习成绩上升。偶尔感冒，虽有咳嗽痰多，但未诱发哮证。闻到异味后，常觉胸闷不舒。舌苔薄腻，脉小滑。病情逐渐好转。再予培补脾肾为主，辅以养肺化痰之品。拟方如下：

仙灵脾200克，补骨脂150克，巴戟天150克，胡桃肉150克(打)，五味子80克，紫河车80克，大熟地150克，山萸肉150克，淮山药150克，制黄精150克，炙黄芪150克，潞党参150克，白茯苓200克，炒白术150克，炙甘草100克，生麻黄60克，炙地龙100克，苍耳子80克，炙款冬150克，粉丹皮100克，陈皮100克，六神曲150克。

1988年11月17日膏方门诊复诊：一年来未发哮喘，体格较健，并能参加学校各项体育活动，拟方同前。

(选编自《中医膏方经验选》)

按语

患者为支气管哮喘，中医属哮证范围。病史多年，反复发作，经久不愈。患者就诊时哮证已经发作半月，病邪已从热化，所以出现痰稠、发热，舌红苔黄也为湿热的征象。服用初诊方药治疗后，哮病缓解，出现脾肾虚寒的表现，所以畏寒肢冷，倦怠纳少，舌质淡胖为脾虚之征。哮病是中医病名，相当于西医的支气管哮喘。本病多与先天禀赋有关，常由气候突变、饮食不当、情志失调、劳累等因素诱发。发作时咽喉部有哮鸣声，呼吸急促困难，甚至喘息不能平躺。

初诊用麻黄、紫菀、款冬辛温之性来宣肃肺气、化痰平喘，又用桑白皮、鱼腥草、黄芩的苦寒之性来泻肺清热平喘。这个阶段重在攻邪治实。服用初诊方药治疗后，哮证缓解，但出现脾肾虚寒之象，所以膏方以温肾补脾益气为主，佐以宣肃肺气，清化痰热之药。方由金匮肾气丸、参脉饮、玉屏风散、四君子汤、定喘汤加减组成。膏方重在益肾固本。由于患者哺乳期患奶癣，四岁时患哮病，与肾气亏虚有很大关系。方中除选用附子、仙灵脾、补骨脂、胡桃肉、熟地、萸肉等补肾温阳外，又选用了紫河车，其为血肉有情之品，既能大补肾精，又能增进免疫功能，从而加强机体抗病能力。此外，本案中患者属于过敏体质，因此，还要应用抗过敏的药物，贯彻始终，有利于控制或减少疾病发作。膏方中苍耳子、桂枝、防风、牡丹皮等均有此效。

医案二　肾水不足，心火亢盛之眩晕脑鸣

侯某，男，57岁，个体劳动者。初诊：1986年11月27日。

眩晕，脑鸣，视线模糊，烦劳后偏右头痛，白天精神倦怠，夜间兴奋不寐，情绪急躁，激动时则面红耳赤，口干，腰膝酸软，颈项板滞，手指麻木，大便偏干，体态丰满(身高170厘米，体重78千克)。平素喜食肥甘之品。已有高血压病史三年余。现测血压180/105mmHg。上月检查三酰甘油320mg%。长期服用复降片，每次1片，每日3次，以及其他降血脂药物。脉弦，舌质胖，尖红，苔薄腻。治以滋水涵木，平肝潜阳之法。拟方如下：大生地12克，山萸肉9克，粉丹皮9克，枸杞子15克，杭白菊9克，明天麻6克，嫩钩藤30克，桑寄生15克，厚杜仲12克，牛膝12克，生石决30克(先煎)，大川芎9克，7剂。

上方连服 14 剂，仍按原剂量服用复降片。血压 160/100 mmHg。眩晕、头痛等症均减轻，睡眠由原来 4 小时，增加到 5～6 小时。

膏滋方：患者思虑劳伤过度，肾阴亏虚，恣食肥甘之品，痰火内蕴，日久水亏不能涵木，肝阳升腾，病斯发矣。眩晕，脑鸣，头痛，视力模糊，脉弦，乃肝阳上扰之征；夜间兴奋不寐，急躁易怒，舌红，为心火亢盛之象；腰膝酸软，口干神疲，大便干燥，属肾阴亏耗之候。治以滋肾水以涵木，清心火以安神之法。拟方如下：

大生地 150 克，山萸肉 100 克，淮山药 150 克，辰茯神 150 克，粉丹皮 150 克，福泽泻 150 克，枸杞子 150 克，杭菊花 120 克，明天麻 100 克，嫩钩藤 150 克，桑寄生 150 克，厚杜仲 120 克，川牛膝 120 克，生石决 200 克，益母草 120 克，黄芩 100 克，川黄连 60 克，夜交藤 150 克，炒枣仁 100 克，大川芎 100 克，粉葛根 150 克，生槐花 80 克，生山楂 100 克，生首乌 150 克，全瓜蒌 150 克，柏子仁 120 克。

配料用阿胶 100 克，冰糖 300 克。忌莱菔、浓茶、咖啡及辛辣刺激性食品。低盐、低糖、低脂饮食，戒烟酒。适当参加体育活动。保持心情愉悦，避免烦恼思虑。煎法、服法等，按一般常规处理。

1987 年 2 月 9 日来院复诊。膏滋药已服完。脑鸣、手指麻木消失。眩晕，颈项板滞，腰膝酸软等症明显减轻。正值严冬季节，但血压仍有下降趋势。现测血压 156/94 mmHg。三酰甘油 195mg%。复降片已减为每次 1 片，每日 2 次。脉弦，苔薄腻，舌尖红。再予滋肾柔肝，息风潜阳之品。拟方如下：

大生地 12 克，山萸肉 9 克，粉丹皮 9 克，枸杞子 15 克，明天麻 6 克，嫩钩藤 15 克，桑寄生 15 克，牛膝 12 克，大川芎 9 克，生槐米 15 克，瓜蒌皮 15 克。

上方加减，调治 3 个月后，血压平稳。于同年 5 月 11 日复诊，测量血压 150/88 mmHg。上月验血，三酰甘油 168mg%。复降片已减为每日 1 片。患者能遵照医嘱安排生活及饮食，体重已降至 73.5 千克。处方：杞菊地黄丸 250 克，每服 6 克，日服 2 次。首乌片 200 片，每服 5 片，日服 3 次。

1987 年 12 月 10 日复诊。近一年来，眩晕、脑鸣、情绪急躁、腰膝酸软已明显减轻。大便正常，夜寐较安。颈项板滞、手指麻木均消失。体重续降至 70.5 千克。入冬以来，血压维持平稳。现测血压 156/88mmHg。夏秋两季已停服复降片，近月来开始恢复服用复降片，每日 1 片。脉弦细，苔薄腻。再予膏滋方调治，拟方如下：

大生地 150 克，山萸肉 100 克，淮山药 150 克，粉丹皮 120 克，福泽泻 150 克，枸杞子 150 克，杭菊花 120 克，楮实子 150 克，明天麻 100 克，嫩钩藤 150 克，桑寄生 150 克，厚杜仲 120 克，川牛膝 120 克，潼白蒺藜各 150 克，生槐花 120 克，生山楂 100 克，生首乌 150 克，瓜蒌皮 150 克，虎杖 150 克，川黄连 60 克，粉葛根 150 克，决明子 120 克，益母草 150 克，生石决 200 克。

（选编自《中医膏方经验选》）

按语

本案中患者高血压三年多，伴有高血脂。长时间思虑过度，导致精神耗伤；又因为嗜食肥甘厚味，痰火内蕴，灼伤阴液，以致水少火旺，故可见肝阳上亢、心火上炎之症。肝阳亢盛，上扰头目，所以出现眩晕、脑鸣、头痛、视力模糊、脉弦。心火亢盛，心神不安，所以出现夜间兴奋不寐、急躁易怒、舌红。痰火灼伤阴液，肾阴亏虚，则见腰膝酸软、口干神疲、大便干燥。常见的症状有头晕、头痛、颈项僵硬、疲劳、心悸等，也可以出现视力模糊、鼻出血等较重的症状，典型的高血压头痛在血压下降后即可消失。

其治疗重于心、肝、肾三脏，即补肾、平肝、清心。方用杞菊地黄丸以补益肾阴，清肝明目；天麻钩藤饮加减以平肝潜阳，养心安神。患者兼有颈项板滞，手指麻木，为肝风入络之症，故配以重镇之品。胡建华认为，高血压的治疗，除根据中医理论进行辨证用药外，还应该重视辨证与辨病相结合，提高临床疗效。方中桑寄生、杜仲、黄连、黄芩、泽泻、葛根、生山楂、益母草、菊花、川芎、决明子等药，既可益肾平肝，清心化瘀，又有明显的降压作用，其中桑寄生、生山楂、泽泻还有降低血脂和改善血管硬化程度的效果。方中生槐花、瓜蒌皮、何首乌、虎杖等，也有改善血管硬化和降低血脂的作用。因为患者血脂较高，体态肥胖，所以在配料中，减少阿胶及冰糖的用量，并嘱其低盐、低糖、低脂饮食。

9. 蔡香荪

蔡香荪 (1888—1943)，上海江湾人，清末医家。早年参加同盟会，追随孙中山先生，为同盟会元老。医术上继承家学，是上海蔡氏女科第六代传人。

膏方验案选析

医案 肝郁脾虚带下病

陈奶奶，奇经失养，肝脾失调，此经先愆而带下多也。脉虚弦，舌黄。际此冬令，治以柔肝健脾，并固奇经，木旺之令节力为要。

炒潞党参 90 克，炙绵芪 90 克，大熟地 120 克 (砂仁末 12 克拌炒松同煎)，焦怀药 90 克，炙杞子 120 克，四制香附 90 克，炒杜仲 90 克，炒青皮 42 克，炒陈皮 42 克，焦冬术 60 克，焦萎皮 90 克，炒归身 90 克，焦白芍 90 克，炒怀牛膝 90 克，焦丹皮 60 克，法半夏 42 克，菟丝子 90 克 (炒)，凌天冬 120 克，炙知母 90 克，安玉竹 120 克，白茯苓 120 克，白蒺藜 90 克 (去刺炒)，煅牡蛎 240 克 (打)。

加焦车前 90 克，原红花 12 克，炒女贞 90 克，童桑枝 120 克，金樱子 90 克。

自备：龙眼肉 120 克，大红枣 180 克，湘莲肉 120 克 (去心)，焦米仁 120 克，胡桃肉 120 克，生老姜一大块，陈阿胶 120 克 (化烊)，冰糖 240 克 (收膏)，老红糖 120 克。前药如法收膏，早餐二三匙，开水冲薄蒸热，逢渴代茶，倘天寒不爽时即将紫苏 9 克、生姜 2 片煎服，然后再服新膏，或以生姜汤冲，或以陈皮汤冲，或以砂仁汤冲均可，此宜自酌之。

翻译：患者奇经失养，肝脾功能失调，月经提前兼有带下量多，脉象虚弦，舌苔黄。现在正是冬季，治以平肝健脾，稳固奇经，以防到了春季肝气过旺。

按语

本案中患者月经先期并兼带下，是由于肝旺脾虚，肝脾功能失调导致。肝郁而化热，血热妄行，所以月经提前而至。肝郁侮脾，肝火夹脾湿下注，所以带下量多。

膏方疏补兼施，党参、黄芪、当归、白芍补气养血，白术、茯苓健脾益气，香附、青皮、陈皮疏肝，大熟地、怀山药、炒杜仲、菟丝子之类可补固奇经。因为感受风寒之邪服用膏方有恋邪于内、闭门留寇的可能，所以用生姜汤冲服。

10. 颜亦鲁

颜亦鲁（1897—1989），丹阳城内北草巷人，号餐芝老人。早年投帖城内知名中医贺季衡门下，勤学中医，从师10余年，擅长中医内、妇、儿科，提出"脾胃既为先天之本，又为诸病之源"之论证。精通"固本清源"治疗法则，擅长发挥中药"茅白术"效用，被誉为"术先生"。

膏方验案选析

医案　肝肾亏虚，痰热内盛之痹证

张某，男，80岁。

年登耄寿，肝肾两亏，肝阳偏旺，痰热内盛，风痰入络。神疲肢倦，左足麻痹酸楚，筋吊作痛，寐爽口干，痰黏难出。脉弦滑，舌苔黄腻。刻值初冬，最防跌仆。以膏代煎，缓图效果。

别直参须90克，千年健60克，宣木瓜60克，川贝母60克，茯苓神各90克，生牡蛎150克，大麦冬90克，怀牛膝60克，海蛤粉90克，南北沙参各90克，制豨莶60克，料豆衣90克，潼白蒺藜各90克，橘络30克，肥玉竹60克，大熟地90克，桑枝90克，紫丹参150克。

上味共煎浓汁，文火熬糊，入白文冰糖500克收膏。每晨以沸水冲饮1匙。

（选编自《实用膏方》）

翻译：患者年事已高，肝肾亏虚，肝阳偏盛，痰热内生，风痰交阻，阻于脉络。患者精神疲惫，肢体倦怠，左脚麻木酸楚掣痛，口干，痰质地黏难以咯出。脉象弦滑，舌苔黄腻。正值初冬时节，防止跌倒。用膏方代替汤剂，以期预防中风。

按语

本案中病患年事已高，肝肾虚衰，阴阳失调，经络失于畅通，风痰易于袭人而出现虚实夹杂之象。患者精神疲怠、肢体倦怠为气虚的表现。经络失于畅通，不通则痛，所以左脚麻木掣痛。风痰上扰，痰热内生，所以口干，痰黏难以咯出。

正值冬季，所以颜亦鲁用膏方滋补肝肾，培补本元，祛风化痰，平肝活络。方中以别直参大补元气，麦冬、沙参、玉竹、熟地补阴津，而求阴阳之平衡；配以川贝母、海蛤壳等化痰药与千年健、木瓜、桑枝等通络药并用，以搜剔经络之痰浊；再用丹参一味除脉络的瘀血，开活血化瘀治疗中风的先河。全方标本并治，缓图以期收预防中风之效。

11. 颜乾麟

颜乾麟（1945—），江苏丹阳人，祖父颜亦鲁为著名中医学家，父亲为国医大师颜德馨教授，现任同济大学中医研究所副所长、上海市第十人民医院中医心脑血管病临床医学中心副主任，同济大学"中医大师传承人才培养计划"项目办公室常务副主任。

膏方验案选析

医案　肝肾阴虚之心悸

患者，女，60 岁。2007 年 12 月 5 日初诊。既往有高血压、冠心病病史 10 余年。阵发性胸闷心悸，时有刺痛，放射于背部，伴有汗出，乏力，头晕，腰酸，畏寒，间有下肢浮肿，活动后尤甚。大便溏薄，1 日 3 行，夜尿频数，腹胀，停经 7 年余，时有潮热汗出，膝关节作痛，胃纳、夜寐可。脉细缓，舌紫苔薄白。肝肾不足可知，素有肝气不畅、气血失和之象，时值冬至，拟膏方以图治之。

处方：生晒参 90 克，西洋参 190 克，生黄芪 150 克，苍白术各 90 克，黄连 30 克，广木香 60 克，赤白芍各 90 克，当归 90 克，薄荷 30 克，枳实 90 克，茯苓 300 克，桔梗 60 克，葛根 90 克，丹参 150 克，川芎 90 克，降香 60 克，红花 90 克，柴胡 90 克，香附 90 克，青陈皮各 60 克，玉竹 90 克，黄精 90 克，熟地黄 90 克，砂仁 60 克，萸肉 90 克，山药 150 克，黄柏 60 克，知母 90 克，石菖蒲 150 克，生蒲黄 90 克，补骨脂 90 克，炙远志 90 克，酸枣仁 90 克，桑寄生 90 克，川断、仲各 90 克，龙眼肉 90 克，核桃肉 90 克，桂枝 20 克，红枣 90 克，炙甘草 30 克。

上药浓缩，加龟甲胶 90 克，阿胶 90 克，鹿角胶 30 克，冰糖 500 收膏。

按语

本案中患者年已 60 岁，超过七七，则天癸已竭，冲任虚衰，肝肾亏损，水不涵木，肝木旺则气血失和，所以有胸闷心悸，时有刺痛，放射于背部，肝肾亏虚，肾水不制肝木，肝阳上亢，所以可以见到汗出，乏力，头晕，腰酸，畏寒，下肢浮肿，脉细缓，舌紫苔薄白。膏方用六味地黄丸合补骨脂丸来平补肝肾，佐以逍遥散调畅肝气，四物汤疏肝养血，标本同治，则肝气舒畅，气血平和。

12. 费绳甫

费绳甫 (1851—1914)，字承祖，清代医家，禀承家学，治病能兼取东垣、丹溪二家之长。治虚劳病主张清润平稳，养胃阴则主张气味甘淡，独树一帜，成为宗派，有"近代一大宗"之称。以善治危、大、奇、急诸病享誉于时。

膏方验案选析

医案一　痰热内盛咯血

佚名，呛咳气急，鼻塞有血较前已减，肺金清肃之令下行。唯乍寒乍热，脘闷咯血，大便不畅，脉来沉滑。痰热销铄胃阴，胃气宣布无权。治宜清化痰热，肃肺和胃。

川贝母 9 克，瓜蒌皮 9 克，南沙参 12.5 克，牡丹皮 4.5，杭菊花 6 克，川石斛 9 克，京玄参 3 克，生甘草 4.5 克，光杏仁 9 克，冬瓜子 12.5 克，生谷芽 12.5

克，鲜竹茹4.5克，白茅根6克，生梨片5片。

又，膏方：吉林参须75克（另煎），北沙参300克，大生地225克，女贞子225克，生白芍110克，生谷芽190克，生甘草110克，大玉竹225克，甜川贝225克，瓜蒌皮225克，川石斛225克，云茯神150克，玄参心75克，广皮白75克，甜杏仁225克，冬瓜子300克，怀山药150克，灯芯30尺。

上药煎3次，取汁，以冰糖500克收膏。

(选编自《孟河费绳甫先生医案·吐血》)

翻译：患者呛咳，呼吸急促，鼻塞出血症状较前减轻。但仍有忽冷忽热，胃脘满闷咯血，大便不畅通。脉来势沉滑。痰热灼伤胃阴，胃气失于和降。治以清热化痰，肃肺和胃的方法。

按语

本案中病患为吐血，是由于痰热内蕴、胃失和降、络脉不宁、血不循经、溢出脉外所致。患者呛咳气急，鼻塞有血，乍寒乍热，都是肺脏卫外（防御肌表）清肃功能失常的表现，阳明气火有余，胃气和降功能失常，所以出现脘闷咯血、大便不畅。

费绳甫先以川贝母、瓜蒌皮、南沙参、光杏仁、冬瓜子、生梨片肃肺化痰与川石斛、生谷芽、鲜竹茹、京玄参之清降和胃一起用。在此基础之上，配制膏方。用人参大补元气，固脱生津；用川贝、杏仁、广皮白、瓜蒌皮清化痰热。费绳甫治病重在滋养胃阴，其七味胃阴汤 (沙参、麦冬、石斛、谷芽、白芍药、冬瓜子、甘草)，在膏方中已有体现，山药、茯神等则主益胃气。综观全方，治以清热化痰、肃肺和胃之法。

医案二 阴虚火旺咳血

浙江陈子高，呛咳咯血，内热口干，饮食减少，肌肉消瘦，精神委顿，势濒于危，延余诊治。脉来细弦而数。肾阴久虚，水不涵木；肝阳上亢，销铄肺阴；金受火刑，清肃无权。势已成损，不易挽回。遂用西洋参4.5克，女贞子9克，生白芍4.5克，生甘草1克，川贝母9克，川石斛9克，冬瓜子12.5克，生谷芽12.5克，冬虫夏草3克，毛燕9克，绢包煎汤代水，服药二剂，血止热退，餐饭已加。再服二剂，呛咳渐平，精神亦振。照方分量加二十倍，再加大生地300克，煎三次取汁，冰糖600克收膏。每用一大匙，约20克，开水化服。每日早晚各服两次。膏滋一料服完，病已霍然。

（选编自《孟河费绳甫先生医案·吐血》）

翻译：患者呛咳咯血，阴虚内热口干，食量减少，身体消瘦，精神不振，病势濒于危急，找我诊治。脉象细弦而数。肾阴虚日久，肾水不能制约肝木，导致肝阳上亢，灼伤肺阴，肺脏清肃功能失常。疾病已成，不容易挽救。

按语

本案中患者除呛咳咯血外，并有口干少食，消瘦委顿，脉细弦而数，都是阴虚的表现，疾病涉及肺、脾、肝、肾诸脏，肾阴虚日久，肾水无以制约肝木，肝阳上亢，灼伤肺阴，肺的清肃功能失常，症势危重，总以阴液耗伤为主要病理变化。

方中用生白芍、生甘草、川石斛、冬瓜子、生谷芽滋养胃阴；针对肺虚，用西洋参、冬虫夏草、毛燕；肝肾下亏，所以重用生地，并加女贞子补益肝肾；川贝清化痰热。综观全方，壮水涵木，养胃清肺，所以肝火自平，血液归经，病获痊愈。

13. 陈莲舫

陈莲舫（1837—1914），名秉钧，又号乐余老人，清末上海名医，我国近代著名的中医学家。家里世代从医，其继承家学，勤于思考，广求明师，勇于推陈出新，擅长治疗内、外、妇、儿各科及各种疑难杂症。治病以辨证明理，审病详细，用药轻灵著称，对外证、急症治疗尤具特色。

膏方验案选析

医案一　肝血不足胁痛抽搐

胁旁掣痛，肌肤内外之间，若有痒象推摩，又及于背，病情总在络脉，有时手背抽搐，有时两足不和，偏左者总属于肝，肝为风脏，从中夹痰郁湿，所以右脉弦滑，左偏滑细，屡屡咯痰，大便艰涩，痰邪湿邪，随风走窜。拟煎膏并调。

膏用养营，以息内风，补气以化痰湿，煎则随时调理，并非调治外感也。

煎方：吉林须，杭菊花，生白芍，晚蚕砂，桑寄生，伸筋草，竹沥夏，炒当归，全福花，光杏仁，抱茯神，白蒺藜，乌芝麻，宣木瓜，炒杜仲，甘杞子，丝瓜络，甜橘饼，竹二青。

膏方：制首乌，潞党参，甘杞子，竹沥夏，炒丹参，元生地，宣木瓜，炒杜仲，左牡蛎，晚蚕砂，生於术，潼蒺藜，生白芍，杭菊花，天仙藤，生绵芪。五帖，并煎三次，去渣存汁，以陈阿胶文火收膏，每日酌进，开水冲服，服后妥适煎再服。

（选编自《清代名医医案精华·陈莲舫医案》）

翻译：患者胁痛伴有抽掣感，皮肤内外之间有痒感，连及背部，有时手背部抽搐，有时双脚不适感，偏左侧病在于肝，肝为风脏，易与痰湿之邪相合，所以右侧脉象弦滑，左侧偏于滑细，经常咯痰，大便艰涩难以排出，痰湿之邪随风四处走窜。用膏方调治，养营息风，补气化痰。

按语

本案中患者症状以胁痛为主，肝位于胁下，其经脉分布于两胁，所以胁痛，主要责之于肝脏。肝血不能濡养筋脉，筋脉失于柔和，所以见到手臂抽搐，两足不和；而脉弦细而滑，屡屡咯痰，大便艰涩，都是源于肝气横逆，乘犯脾胃，津液不能输布运化反而为痰，胃气不能下行，所以出现浊气不降之征。病变脏腑涉及肝、胃；病理产物以风、痰为主，正虚邪实都有。

膏方调治用甘温的潞党参、生绵芪、生白术，以及甘寒的制首乌、枸杞子、生地、生白芍，共同甘缓理虚；用杭菊花、宣木瓜、潼蒺藜清肝泄肝；左牡蛎、晚蚕砂通络蠲痹；半夏燥湿化痰；佐以天仙藤行气化湿，活血止痛。全方共奏养营息风、益气化痰、益肝缓急之效。

医案二 脾虚痰阻便秘

连示病由，心动艰寐，肝旺胁痛，夏秋来至大发，而痰邪湿热，因时作疟，更衣甚至十余日一解，三日五日亦不定，渐至头眩耳鸣，神疲脘闷。大致脾使胃市失司，清升浊降愆度，痰与湿用事，气与阴益亏，上焦肺失宣化，下焦肠液就枯，确是虚闭而非实闭，可知阴液无以涵濡，且阳气无以传送，半硫丸通阳宣浊，温润枯肠，而久服似非王道。并序及左脉细弱，右较大，现在已属深秋，邪势当亦默化潜移。

西洋参，鲜首乌，晚蚕砂，柏子仁，金石斛，淡苁蓉，远志肉，东白芍，法半夏，陈秫米，大丹参，抱木神，盐水炒竹二青，白木耳。

调理方：西洋参，淡苁蓉，真川贝，抱茯神，佛手花，东白芍，九制首乌，宋半夏，白归身，杭菊花，新会络，大丹参，玫瑰露炒竹二青，甜杏仁。

膏方：九制首乌，焙甘杞，潼蒺藜，酸枣仁，佛手花，元生地，淡苁蓉，川杜仲，白蒺藜，新会络，潞党参，抱茯神，范志曲，宋半夏，西洋参，沉香屑，寸麦冬，大丹参，红旗参，龙眼肉，湘莲子，白木耳，陈阿胶，龟甲胶。

（选编自《清代名医医案精华·陈莲舫医案》）

翻译：患者心悸失眠，肝旺导致胁痛，夏秋季来不至于病情如此严重。湿热痰邪作祟，大便有时十多天一次，有时三五天一次，渐渐出现头晕目眩耳鸣，精神疲惫，脘腹满闷。脾胃升降功能失常，清升浊降无度，痰湿作祟，气阴两亏，上焦肺脏无以宣发，下焦大肠津液枯涸，是虚证便秘而非实证，津液不能滋润大肠，气虚则大肠传送无力，用半硫丸宣通阳气，滋润大肠，但不能长时间服用。脉象左侧细弱，右侧较大，现在已经是深秋时节，病邪应该慢慢退去。

按语

本案中病患之便秘，为脾胃升降功能失调、痰湿中阻、上下阻隔、气阴耗伤所致。气虚则大肠传送无力，阴亏则津枯不能滋润大肠，导致便秘，甚至损及下焦精血，以致本元亏虚。真阴不足则肠道失于濡润，真阳不足则不能蒸化津液，于是病及于肾。肾虚可见头眩耳鸣，精神疲惫。

本方中九制首乌、酸枣仁、元生地、淡苁蓉、抱茯神，均有补肾益肾之效；焙枸杞、寸麦冬、龙眼肉、白木耳、陈阿胶、龟甲胶等，功能滋阴填精，益血滋液；佛手花、新会络、范志曲、宋半夏、沉香屑、湘莲子和胃化痰、降气泄浊；此外，潞党参、西洋参益气养阴；红旗参温阳补气；又辅以潼蒺藜、川杜仲、白蒺藜等培补息风，治疗头眩耳鸣。

14. 柳宝诒

柳宝诒（1842—1901），字谷孙，号冠群，江苏省江阴县（今江阴市）周庄镇东街人，清末名医。1890 年在江阴周庄镇东街开设"柳致和堂"药店；1894 年，又在江阴城东开设"柳致和堂"分店。所以将店号取名"致和"，为"致和堂"药店创始人，柳致和堂膏滋药深受群众欢迎。

膏方验案选析

医案一　肝气犯胃失眠

秦，老年胃气先虚，风木之气，易于内犯。木性怫郁，则化风化火，心嗜不寐，扰于中而为呕闷，审于上而为耳鸣头胀，凡此皆肝风应有之变态。刻诊左脉弦硬而数，肝火未能静息，而舌苔带浊，中焦兼有痰阻。当以泄肝和胃为法。

青盐半夏，茯苓，广陈皮（盐水炒），江枳实，东白芍，姜川连，刺蒺藜，石决明，羚羊角，黑山栀（姜汁炒），滁菊花，竹二青，党参，炒丹皮。

又膏方：潞党参，生熟地黄，粉归身，东白芍，刺蒺藜，石决明（盐水炒），左牡蛎，丹皮（炒），黑山栀，滁菊花（炒），马料豆（制），辰茯神，怀牛膝（炒炭），净枣仁（川连煎汁，拌，炒黑），煨天麻，西砂仁，广陈皮，制首乌。

上药煎汁滤净，烊入阿胶、白蜜收膏。

二诊病情大致向安，而肢节尚形屈强。总缘肝木不和，血燥生风，筋失所养，故病象如此。调治之法，固不外乎养血息风，和肝调气为主。而以积虚久病之体，求其营血之骤复，势难速冀。且血生于谷，变化取汁，权在中焦。《黄帝内经》以脾为营气之原，而前人调气养血，亦必以归脾丸为祖方，职是故也。兹即参以此意，复与前膏方间服。再拟丸方一则，录候采择。

生熟地，野於术（米汤拌蒸），云茯神，酸枣仁（炒），粉归身（米汤蒸黑），人参须，广木香（煨），远志炭，炙甘草，丹皮炭，东白芍，刺蒺藜，橘络，川断肉（炒），西砂仁（盐水炒），怀牛膝，上药研细末，用龙眼肉熬青，打和熟蜜为丸。

翻译: 年老胃气亏虚, 肝气容易犯胃。肝的特性是恶抑郁喜条达, 则肝木化火生风, 导致失眠, 扰动中焦脾胃就会呕吐满闷, 向上窜就会发为头胀耳鸣, 这样的症状都是肝风变化导致的。此时左侧脉象弦硬而数, 肝火没有平息, 舌苔浊腻, 说明中焦有痰湿阻塞。应该用泻肝火和胃的方法。

二诊病情已经缓解, 但是仍有肢体不利。总的来说是因为肝木不和, 血燥生风, 筋脉失于濡养。调理治疗的方法在于养血息风, 调和肝气。因为患者久病体虚, 营血不能马上恢复正常。而且脾胃为气血生化之源, 以前的医者调养气血, 都以归脾丸为主方, 就是这个道理。

按语

患者得的是失眠, 在中医为不寐。本案中患者初诊即因胃气先虚, 肝木乘虚而犯, 化火生风, 上扰心神, 所以失眠; 上扰头目出现头胀耳鸣, 扰动中焦脾胃则胃脘满闷呕吐。二诊时病情已经缓解, 但肢体仍有不利之象。肝藏血、主筋, 肢体不利是由于血虚生风、筋脉失于濡养。

正常的睡眠有赖于人体的阴平阳秘, 脏腑调和, 气血充足, 心神安定。如果思虑过度, 损伤心脾; 或体虚阴伤, 阴虚火旺; 或是受到大惊大恐, 心胆气虚; 或是饮食停滞化为痰热, 扰动胃腑; 或是情志抑郁, 气郁化火, 扰动心神, 导致心神不安而失眠。

柳宝诒治以清热泄肝, 和胃化痰, 养血安神之法。用潞党参、生地黄、熟地黄、归身、白芍、酸枣仁、制首乌合白蒺藜、石决明、左牡蛎、马料豆、怀牛膝、天麻健脾滋阴, 养肝息风; 再用丹皮、山栀、菊花清肝, 砂仁、陈皮行气助运, 化湿和胃; 茯神宁心安神。二诊用归脾丸去黄芪, 加生地、熟地、白芍来补血缓急, 怀牛膝、川断肉培补肝肾, 用丹皮、刺蒺藜平肝, 砂仁、橘络化痰和中。

医案二 肝肾阴虚火旺心悸

黄, 阴气内虚, 肝阳升扰。晚热少寐, 鸣眩心悸, 皆肝肾阴亏之证。唯木气升, 则气机易于塞室, 故兼有脘闷络痛之候。调治之法, 总以养阴为主, 而清肝火、和肝气, 随时增损可也。兹因脉象左虚, 右手稍带浮数, 先拟煎方, 兼清气火。

洋参, 生地, 白芍, 麦冬(川连入内, 扎好), 丹皮炭, 枳实, 软白薇, 黑山栀，橘白，枣仁（猪胆汁拌炒），瓦楞子，刺蒺藜，夜交藤，竹二青。

服后如仍然脘闷，加首乌；火甚，加羚羊角。

膏方，用滋阴息肝法。大生地，东白芍，制首乌，甘杞子，菟丝饼，潼沙苑（炒），刺蒺藜，滁菊花，明天麻，石决明，左牡蛎，麦冬肉，西洋参，龙眼肉（拌蒸）。煎取浓汁，加入阿胶，再酌加白蜜收膏。

翻译：阴虚肝阳上扰。所以晚上睡眠少，耳鸣、目眩、心悸，都是肝肾阴虚的症状。只有肝气上升，则气机容易阻塞，所以兼有胃脘满闷疼痛的症状。调理治疗的方法，以养阴为主，辅以清肝火，和肝气。因为脉象左虚右浮数，先用汤剂治疗，兼清肝火、和肝气。

按语

本案中患者得的是心悸，肝肾阴虚，阴虚内扰，肝阳上亢，继而上扰心神，所以出现夜热少寐、耳鸣、目眩、心悸的表现，肝火犯胃，胃气不和，所以出现胃脘满闷疼痛的症状。脉左虚右浮数，也是肝阴不足，肾精亏虚的征象。心悸是中医病名，相当于西医学的心律失常。患者自觉心中悸动不安，心搏异常，或快速，或缓慢，或跳动过重，或忽跳忽止，呈阵发性或持续不接，可以兼见神情紧张、心慌不安、不能自主等症状

除了用煎方养阴柔肝，兼清气火之法以外，再用膏方调治。酸能柔阴，甘能缓急，所以用白芍、制首乌、枸杞子、麦冬、西洋参、龙眼肉来酸甘化阴，柔肝滋阴；因有肾水不足，所以用生地、菟丝饼、潼沙苑、阿胶滋肾阴；阳亢风动则辅以介类来潜阳，治风之药来息风，例如刺蒺藜、滁菊花、明天麻、石决明、左牡蛎。肝为刚脏，胃为阳土，所以治疗多用酸甘柔缓之法，则阳和风息，诸症可平。

15. 贺季衡

贺季衡 (1866—1934)，原名钧，号寄痕，丹阳县城人。10 岁便开始参读医书，能"撮要背诵并有所领会"，14 岁到孟河随名医马培之学医。他重现实症状，辨

证准确，诊治精当，立法处方，师从古方却不拘泥于此，革故创新，务求中病。

膏方验案选析

医案一　外寒内热哮喘

和尚，哮喘十余年，愈发愈勤，月必两发，发则寒热，无汗，咳喘，痰出间或带血，不得平卧，脉浮数，舌红。寒邪包热，肺络日伤之候，铲根不易。

麻黄 2.5 克，生石膏 25，法半夏 4.5 克，川桂枝 2.4 克，射干 6 克，大杏仁 9 克，五味子 1.5 克，橘红 4.5 克，炙甘草 1.5 克，金苏子 6 克（包），姜 1 片，白果 7 粒（取汁冲）。

二诊：进大青龙汤，十余年之哮喘大减，寒热亦清，唯发后痰仍带血，脉细数，舌红，寒邪包热可知。当润肺气，以安血络。

北沙参 9 克，青蛤壳 16 克，象贝 9 克，橘红 4.5 克，瓜蒌皮 16 克，淡天冬 9 克，大杏仁 9 克，小蓟炭 9 克，桑叶 6 克，子芩 9 克，白茅花 12.5 克，枇杷叶 9 克。

膏方：南沙参 150 克，蜜桑叶 75 克，海蛤粉 150 克，白苏子 53 克，藕节炭 150 克，肥玉竹 150 克，淡天冬 110 克，枇杷叶 110 克，大生地 190 克，海浮石 150 克，大杏仁 110 克，瓜蒌皮 150 克，法半夏 53 克，云苓 110 克，旋覆花 53 克（包），炒苡仁 190 克。

煎浓汁，入清阿胶 75 克，再白蜜收膏。

（选编自《指禅医案》）

翻译：患者哮喘十多年，发作越来越频繁，每月一定发作两次，发作时伴有恶寒发热，无汗，咳嗽喘息，痰间带血，不能平躺，脉浮数，舌质红。患者为寒包热哮，肺络日益损伤，铲除病根不容易。

二诊：服用大青龙汤之后，十多年的哮喘明显缓解，寒热的症状也好转，但是痰中仍带血，脉象细数，舌质红。治疗应当滋润肺气，宁络止血。

按语

本案中患者哮喘日久，近日发作频繁，初诊时外有寒邪，内有郁热，热伤肺络，血络受损，所以出现恶寒发热、咳喘无汗，内有痰血、脉数、舌红。二诊时哮喘、寒热均已好转，但仍见痰中带血，舌红，脉细数，是肺热炽盛，阴分耗伤，阴血不宁的表现。

先用大青龙汤加减治疗。在方中加入半夏化痰，苏子、白果降气平喘。二诊用膏方来调治。用南沙参、肥玉竹、淡天冬、大生地滋阴养肺，用蜜桑叶、白苏子、枇杷叶、旋覆花清肺肃肺，用海蛤粉、海浮石、大杏仁、法半夏、瓜蒌皮以滋阴润燥化痰，再用藕节炭补虚止血，云苓、炒苡仁培土生金，补益脾胃，收膏时加入阿胶滋阴养血，白蜜补虚缓急。

医案二　肝阳上亢头痛

马男，头颠痛，按之灸手，额际如覆物，耳轰鼻衄，腹痛、呛咳亦退，唯动则眩晕，脉弦细，右手数，舌根仍黄。木火初潜，虚阳未敛耳。守原意更谋进步。

大生地1.8克（灸），生牡蛎37克（先煎），杭菊炭4.5克，明天麻1.5克，大白芍6克，乌梅炭1.5克，清阿胶6克（鸡子黄拌炒），乌元参12克，白蒺藜9克（盐水炒），云苓9克，川黄柏3克（酒炒），灵磁石12克（煅，先煎）。

二诊经治来，头颠久痛，按之灸手如燎者大平，呛咳、鼻衄及腹痛亦退。唯仍眩晕，右太阳跳动，额际如覆物，脉弦细，舌根尚黄。木火虚阳甫有就范之机，守原意更进一步。

大生地五钱（灸），生牡蛎37克（先煎），杭菊炭6克，大白芍6克，清阿胶6克（鸡子黄拌炒），乌元参12克，白蒺藜9克（盐水炒），苦丁茶6克，生石决37克（先煎），明天麻2.5克，灵磁石12克（煅，先煎），荷叶一角。

另：军末6克，川黄柏3克，黄丹3克，生明矾1.5克，共研细末，用鸡子清调，做成饼，贴于太阳穴。

三诊右太阳穴跳动、头颠久痛、按之灸手者俱退；唯仍不时眩晕，日来又增呛咳，痰难出，曾经鼻衄，脉弦细，舌心尚黄。木火虚阳甫有就范之机，肺胃之痰热未清。守原意更多肃化。

北沙参12克，人杏仁9克，生石决37克（先煎），白蒺藜12克，杭菊炭6克，大白芍6克，冬桑叶4.5克，川贝母4.5克，青蛤壳15克（先煎），旋覆花4.5克（包），苦丁茶6克，枇杷叶9克（去毛，灸）。

膏方：滋水为抑木之本，育阴为潜阳之源。

北沙参150克，大生地190克，黑料豆150克，粉丹皮75克，甘杞子75克（盐水炒），淡天冬110克，生牡蛎300克，陈橘白37克，女贞子150克，肥玉竹190克，乌玄参150克，白蒺藜110克（盐水炒），杭菊花75克，大白芍75克，云苓110克，旱莲草150克，灵磁石150克。

上味煎取浓汁，文火熬糊，入清阿胶 75 克烊化，再入白蜜收膏。

（选编自《指禅医案》）

翻译：患者颠顶头痛、按之烫手、额头如有物裹、耳鸣、鼻出血、腹痛、呛咳都减轻，但仍有活动后头晕目眩，脉象弦细，右脉数，舌根仍发黄。刚开始治疗，肝阳尚未潜藏。守原方继续治疗。

二诊：治疗以来，颠顶头痛、呛咳、鼻出血以及腹痛都好转了，但是仍有眩晕，右侧太阳穴处有跳动感，额头如有物裹，脉弦细，舌根仍发黄。继续守原方平肝潜阳。

三诊：右侧太阳穴跳动感、颠顶头痛烫手都已经消退；仍然感到眩晕，近来又出现呛咳，有痰难以咯出，曾经鼻出血，脉弦细，舌心发黄。肺胃痰热没有清解，守原方继续平肝潜阳，清化痰热。

按语

本案中男患得的是头痛。肝火有余，虚阳上亢，上扰头目，所以出现颠顶头痛，按之烫手，耳鸣，鼻衄，右脉数，舌根黄。肝火上扰，肺气失于肃降，所以可见呛咳。头痛是临床上常见的症状，外感或内伤均可导致本病的发生。内伤头痛与肝、脾、肾三脏有关，主要依赖于肝肾精血的濡养和脾胃运化的水谷精微上充于脑。肝脏所致头痛病因有二：一为情志所伤，肝失疏泄，郁而化火，上扰清窍。二为火炽伤阴，肝失濡养，水不涵木，肝肾阴虚，肝阳上亢。

用生牡蛎、杭菊炭、天麻、白蒺藜、灵磁石平肝潜阳，用大生地、白芍、阿胶、鸡子黄、乌元参育阴潜阳，使阴升阳降，水火相济。木火亢盛，宜用苦降、酸敛之品，所以用乌梅滋阴柔肝，黄柏清泻相火；而脾胃亏虚，肝火乘侮脾胃，导致阳气动变，所以治宜培养中焦，用茯苓培中健脾。二诊时又用以外治法，川黄柏、大黄苦寒沉降，引火下行。三诊时又增呛咳，痰难咯出，为燥咳之证。所以用北沙参、杏仁、桑叶、川贝母、青蛤壳、旋覆花、枇杷叶这样的润肺化痰中药。膏方以滋水抑木，育阴潜阳为法。北沙参、大生地、淡天冬为三才汤，合玉竹益气养阴，丹皮、生牡蛎、白蒺藜、杭菊花、白芍、云苓、灵磁石、阿胶滋阴平肝，女贞子、旱莲草为二至丸，合黑料豆、甘杞子、乌玄参滋补肝肾，陈橘白理气化痰。

第五章　国医大师验案精选

1. 颜德馨

颜德馨 (1920—2017)，江苏丹阳人。出生于中医世家，尊翁为名中医颜亦鲁。幼承袭家学，1939 年毕业于上海中国医学院，悬壶济世，擅治疑难病证而屡起沉疴。颜氏在学术上倡导"久病必有瘀""怪病必有瘀"，提出"衡法"治则，主持"瘀血与衰老"科研项目，提出瘀血实邪，乃人体衰老之主因的新观点。在膏方运用中不落窠臼，突破历代膏方以滋补为主的局限性，将膏方灵活应用于多种疾病的治疗，取得良好疗效，在用药上强调动静结合，尤其必须佐以运脾之品，以利于膏方的吸收而发挥其治病和调补作用。

膏方医案一　中风——痰湿内闭

张先生。膏方，庚辰春节前。

中风后左侧肢体不用，步履维艰，言语謇涩，脉弦滑，舌紫苔薄。肝风夹痰瘀交滞脉络，阻于廉泉，王清任称半身不遂，元气已亏五成，殆指人生一小天地，日月周而复始，晨宿循环无端，可验者在气，可推者在血，若能还其初宗，天下之至颐存焉。冬令进补贵在气通血活耳。

【处方】炙黄芪 900 克，伸筋草 90 克，广地龙 90 克，海风藤 90 克，桃仁 90 克，煅牡蛎 300 克，赤芍 90 克，炙地鳖 60 克，当归 90 克，益母草 300 克，红花 90 克，蚕砂 90 克，潞党参 150 克，威灵仙 150 克，生蒲黄 150 克，鸡血藤 150 克，海藻 90 克，白芷 90 克，豨莶草 150 克，明天麻 90 克，生紫菀 90 克，僵蚕 90 克，川芎 90 克，白蒺藜 150 克，菖蒲 90 克，熟军 90 克，黄郁金 90 克 (矾水炒)，川断仲各 90 克，水蛭 30 克，功劳叶 90 克，通天草 90 克，云苓 90 克，紫丹参 150 克，橘红络各 45 克，法半夏 90 克，千年健 120 克。

【制法用法】上味共煎浓汁，文火熬糊，再入鳖甲胶 150 克、桑枝膏 150 克，熔化再加入白蜜 500 克收膏。每晨以沸水冲饮 1 匙。

【按语】中风，相当于西医的脑梗死、脑出血等，主要表现为突然晕倒，不省人事，半身不遂，偏身麻木，口眼㖞斜，言语不利等症状。中风病经过急性期、恢复期的治疗后，部分病人会出现不同程度的后遗症，主要有两种情况，一是半身不遂，二是言语不利。膏方的治疗主要用在恢复期，以改善半身不遂和言语不利的症状。

本病案属于痰湿内闭、半身不遂，多因饮食不节，劳倦内伤，脾失健运，聚湿生痰，痰郁化热，阻滞经络或肝阳素旺，横逆犯脾，脾失健运，内生痰浊或肝火内炽，炼津成痰，以致风夹痰湿，横窜经络，形成半身不遂之症。其特点为痰涎壅盛，喉中痰鸣，面白唇紫，四肢不温，苔白滑腻，脉沉滑等。

本膏方用温阳化痰、开窍醒脑之法，主要针对该患痰湿蒙闭清窍之中风。本方中以藤药舒筋络、以虫药通血脉，通上元之瘀滞、补下元之虚损。方中天麻、半夏、橘红、川芎能燥能行，为治痰祛风之要药；菖蒲、蒲黄、白芷芳香之性可豁痰开窍，使气机调畅；黄芪、丹参、红花、当归四药行气活血并重，纠正机体气、血、痰的异常状态。诸药合用，攻补兼施，利用药物的偏性，纠偏以却弊，帮助纠正失调的功能以重建阴平阳秘的状态，畅达气血，从而达到预防卒中复发的目的。

膏方医案二　胸痹——心阳不振

张先生。膏方，己卯冬日订。

病态窦房结，亦胸痹之类也。胸痞隐痛，面色晦滞，形销神怠，头晕心悸，失眠多梦，畏寒肢冷，脉迟缓，舌红苔薄白。胸阳不振，瘀阻脉络，拟益气活血，制膏常服，趁冬藏之候，补泻六腑，淘练五精，可以固形全生者，唯有元真通畅，可谓修持之至法也。

【处方】吉林人参 90 克（另煎冲），薤白 90 克，淡附片 120 克，陈皮 90 克，毛冬青 300 克，红枣 90 克，川桂枝 150 克，益母草 150 克，制麻黄 90 克，桃仁 90 克，细辛 90 克，降香 30 克，杭白芍 120 克，玉竹 150 克，当归 90 克，制甘草 60 克，生熟地各 150 克，生半夏 90 克，黄芪 300 克，淡干姜 24 克，生蒲黄 90 克，炙地鳖 45 克，牛膝 60 克，王不留行 90 克，桔梗 60 克，威灵仙 90 克，红花 90 克，皂角刺 90 克，川芎 90 克，棱莪术各 90 克，生山楂 150 克，苍白术各 90 克，决明子 300 克，柴胡 90 克，菖蒲 90 克，炒枳壳 60 克。

【制法用法】上味共煎浓汁，文火熬糊，再入龟甲胶 90 克，鹿角胶 90 克，熔化，再加入饴糖 500 克收膏。每晨以沸水冲饮 1 匙。

【按语】胸痹心痛病相当于西医的冠心病、心绞痛，胸痹心痛重症即真心痛，相当于西医学的急性心肌梗死。胸痹心痛是由于正气亏虚，饮食、情志、寒邪等所引起的以痰浊、瘀血、气滞、寒凝痹阻心脉，以膻中或左胸部发作性憋闷、疼痛为主要临床表现的一种病证。

本膏方在瓜蒌薤白半夏汤及人参汤进行加减。针对本病本虚标实，虚实夹杂，发作期以标实为主，缓解期以本虚为主的病机特点，其治疗应补其不足，泻其有余。本虚宜补，权衡心之气血阴阳不足，有无兼见肝、脾、肾脏之亏虚，调整脏腑之偏衰，尤应重视补心气、温心阳；标实当泻，针对气滞、血瘀、寒凝、痰浊而患者脉症提示为阳虚阴凝、血络瘀滞，与本虚标实之病机相符，治当补泻并用，剿抚兼施，使瘀血消而虚自复，阴寒去而阳自和也。

方中薤白化痰通阳，行气止痛；半夏理气化痰；陈皮行气滞、散痰结；石菖蒲化浊开窍；桂枝温阳化气通脉；干姜、细辛温阳化饮，散寒止痛；川芎理气活血，化瘀通脉。全方共奏通阳化饮，泄浊化痰，散结止痛之功效。

本膏方适用于心阳不振型胸痹。临证时可根据实际情况进行加减。若痰浊闭塞心脉，猝然剧痛，可用苏合香丸芳香温通止痛；如痰热闭塞心脉者，用猴枣散清热化痰、开窍镇惊止痛。方中除温阳活血之外，并具升降出入，去苑陈莝，疏其气血等治则内涵。务使五脏元真通畅，乃大方之真谛也。

膏方医案三　冠心病——心阳不振、气滞血瘀、痰湿困阻

苏某，男。戊寅冬至后来诊。

胸痹有年，心阳不振，气滞血瘀，痰浊困阻，脉道不畅，不通则痛，真心痛频作，夜分少寐，脉沉细结代，舌淡苔薄，唇紫。迭经温寒解凝，症已小可，近将远涉重洋，以膏代煎，探元之本，索其受病之基，固本清源，以冀却病延年。

【处方】野山参 30 克（另煎冲），川桂枝 150 克，淡附片 150 克，川芎 90 克，柴胡 90 克，赤白芍各 90 克，玉桔梗 60 克，当归 90 克，炒枳壳 90 克，怀牛膝 60 克，大生地 300 克，红花 90 克，桃仁 90 克，生蒲黄 150 克，生甘草 90 克，醋灵脂 90 克，延胡索 90 克，炙乳没各 45 克，煨金铃 90 克，降香 24 克，苏木 90 克，九香虫 24 克，紫丹参 150 克，黄芪 300 克，血竭 30 克（研冲收膏），天台乌 90 克，制香附 90 克，法半夏 90 克，云苓 90 克，小青皮 60 克，广郁金 90 克，

炙远志 90 克，百合 90 克，酸枣仁 150 克，全瓜蒌 120 克，活磁石 300 克，干薤白 90 克，苍白术各 90 克，木香 45 克。

【制法用法】上味共煎浓汁，文火熬糊，再入鹿角胶 150 克，麦芽糖 500 克，熔化收膏。每晨以沸水冲饮 1 匙。

【按语】冠心病是心血管系统的常见病、多发病，在中医辨证分型上首先应辨别标本虚实。标实可分为血瘀、痰浊、寒凝、气滞；本虚可分为气虚、阴虚、心肾阳虚和心阳暴脱，治疗原则是急则治标、缓则治本，必要时可标本同治。

本案患者素禀阳气不足，阴寒内盛。因阳气不达，诸寒收引，营卫凝滞，血脉凝泣，气血不利，痰湿困阻，故胸痛频发，正与《黄帝内经》所认为的寒则血行迟而少相合。法当温阳解凝，运脾化痰，活血通络。

本案温阳益气重用附子、野山参、桂枝、鹿角胶；活血通脉以血府逐瘀汤全方投之，理气祛痰则以瓜蒌、陈皮、半夏、薤白及诸多芳香走窜药，并用白、苍二术以运脾杜绝痰之源头。这正是颜师膏方与众不同之处，擅用膏方治疗冠心病的特色所在。

本膏方适用于心阳不振型的冠心病，并根据血瘀、痰浊、寒凝、气滞而进行加减。冠心病患者的生活方式应该以低盐、低脂、低糖饮食为宜，适量活动，避免情绪变化过大，调节心理状态。

2. 张 琪

张琪教授是江苏省名中医，南京中医药大学博士研究生导师，从事中医心血管内科临床、教学、科研工作数十年，并师从朱良春、周仲瑛、颜德馨等国医大师学习多年，学验俱丰，成果卓著，在以膏方调治高血压方面独有建树。张教授汲取前辈经验，治疗高血压重在柔肝、疏肝、平肝、清肝、养肝，视调肝为治疗高血压的重要措施。

膏方医案一 头晕——肝火亢盛

李某。诉平时头晕头胀不适，以颠顶为主，纳寐可，梦多，饥饿时有胃部疼痛，食后或平躺后好转，平时脾气急躁易怒，易紧张，平时腹痛泄泻，便而不爽，大便不成形，小便频数，自觉双下肢麻木不适，口干，舌淡红，苔微白腻，脉沉细。

【处方】珍珠母300克，法半夏150克，煅代赭300克，明天麻150克，双钩藤150克，炒枣仁150克，潼白蒺藜各100克，木灵芝150克，灵磁石200克，炙远志100克，合欢皮100克，川连40克，夏枯草150克，淡吴萸25克，桂枝40克，熟附子30克，白及片100克，石榴皮150克，葛根100克，广木香100克，宣木瓜100克，制香附100克，砂仁60克，补骨脂100克，沉香40克，仙灵脾150克，炒山药300克，仙茅100克，黄芪150克，白术芍各200克，太子参300克，党参100克，川石斛200克，茯苓300克，麦冬150克，熟地200克，山萸肉300克，焦楂曲各100克，当归150克，丹参150克，参三七40克，鹿角胶100克，阿胶250克。

【制法用法】上味除阿胶、鹿角胶外，共煎浓汁，文火熬糊，再入阿胶250克、鹿角胶100克，熔化收膏。每天清晨和傍晚服用，每服15克，用温酒或白开水调服。

【按语】头晕一证，与肝脏关系最为密切。肝为风木之脏，体阴而用阳。若因长期精神紧张或情志抑郁，肝气郁结，郁而化火；或因肝肾阴血亏虚，阴不制阳，肝阳偏亢，均可导致风阳升动，上扰清空，而发眩晕。

本膏方适用于肝肾不足所引起的头晕，主要症状以头晕头胀、头重脚轻、口干目涩为主，同时常伴有腰膝酸软、双腿冰凉等阳虚表现。本患的治法以滋补肝肾、平降肝阳为主，方中以天麻钩藤饮及半夏白术天麻汤为基础略加减以平肝定眩，同时，方中重用熟地、仙茅、仙灵脾、补骨脂等药物温肾助阳、填精生髓，大补肝肾之虚损。磁石、代赭石、沉香三药性质重着，善镇眩晕，配合上述诸药，共奏补肝肾、抑亢阳之功。

膏方医案二　头晕——阴虚火旺

患者有高血压史，平时服用压氏达，血压140/90mmHg左右，现患者头晕，无胸闷、心慌，脾气急躁，易激动，夜间睡眠可，纳可，二便调，夜尿频，舌红有裂，苔少，左半边无，脉细结代。

【处方】山萸肉200克，熟地250克，麦冬150克，制首乌200克，石决明

300 克，双钩藤 150 克，珍珠母 300 克，明天麻 150 克，肉苁蓉 200 克，夏枯草 200 克，巴戟天 100 克，紫河车 200 克，菟丝子 100 克，怀牛膝 150 克，西洋参 100 克，桑寄生 200 克，黄芪 150 克，党参 100 克，葛根 100 克，白术 150，茯神 150 克，白芍 150 克，当归 150 克，参三七 60 克，川芎 100 克，地鳖虫 80 克，制香附 100 克，炙鳖甲 60 克，鸡血藤 300 克，生楂肉 200 克，广郁金 150 克，炒枣仁 300 克，仙鹤草 300 克，炙远志 100 克，红景天 150 克，砂仁 40 克，绞股蓝 150 克，阿胶 250 克，鹿角胶 80 克，龟甲胶 80 克。

【制法用法】上味除阿胶、龟甲胶、鹿角胶外，共煎浓汁，文火熬糊，再入阿胶 250 克、龟甲胶 80 克、鹿角胶 80 克，熔化收膏。每天清晨和傍晚服用，每服 15 克，用温酒或白开水调服。

【按语】阴虚火旺型高血压常见于高血压的中期，气郁化火或肾阴素亏、内伤耗血、水不涵木均可导致阴不制阳、阴虚火旺，血压持续升高。此时常见头晕头痛，耳鸣如潮，失眠健忘，腰膝酸软，两目干涩，五心烦热，颧红盗汗，舌红少苔，脉细数或弦细。

在该患的治疗中，清热以治标、滋阴以治本。针对下焦阴虚，熟地、山萸肉、麦冬等药性味滋腻，可滋阴补肾、壮水之主；针对中焦阴虚热盛之象，西洋参、葛根、夏枯草、白芍四药既滋阴润燥，又升阳散火，调畅中焦气机，阴阳同调。本方中大量应用河车、巴戟天等温补肾阳之药物，意在壮火之主，引火归原。

膏方医案三　头晕——痰浊上

范某。既往高血压病史 10 余年，一直服用缬沙坦 80mg，日 1 次，以控制血压，平时血压控制在 150/95mmHg 左右，胸闷时作，持续数分钟后或叹气则舒，时有头晕头胀，夜间睡眠尚可，胃纳可，口苦，耳鸣，手足欠温，入冬为甚，二便正常，舌质暗红，有裂纹，苔黄腻，脉细。

【处方】茯苓 200 克，法半夏 100 克，明天麻 150 克，砂仁 80 克，白芍 200 克，双钩藤 100 克，苍术 10 克，陈皮 100 克，生白术 150 克，夏枯草 150 克，珍珠母 300 克，丹皮 80 克，土茯苓 150 克，茵陈 100 克，生苡仁 300 克，川芎 100 克，当归 100 克，红花 80 克，楮实子 200 克，丹参 200 克，生地 150 克，熟地 150 克，女贞子 100 克，山萸肉 150 克，旱莲草 150 克，肉苁蓉 150 克，石斛 200 克，菟丝子 100 克，黄柏 100 克，仙灵脾 100 克，知母 80 克，益母草 200 克，仙鹤草 300 克，葛根 150 克，黄精 150 克，太子参 300 克，黄芪 150，枳实 80 克，枳壳 80 克，制香附 100，生楂肉 150 克。

【制法用法】上味共煎浓汁，文火熬糊，再入阿胶 250 克、鹿角胶 100 克，熔化收膏。每天清晨服用，每服 15 克，用温酒或白开水调服。

【按语】该患者为老年女性，患高血压多年，结合患者临床表现、舌象脉诊，其方证病机为肝风夹痰、痰瘀交阻。百病皆由痰作祟，痰浊内生、上扰蒙蔽清窍，会出现头痛昏蒙，眩晕而头重如裹；痰浊中阻、浊气不降、清阳不展，所以患者出现胸闷恶心、食少；痰浊上泛，所以呕恶痰涎；痰浊阻遏心神，故心悸多寐。

本膏方适用于痰浊上扰型头晕，主要症状以头昏、头痛、偏胖、痰多、胸闷、嗜睡、舌质淡、苔腻、脉滑为主。对于该类患者，治法当以健脾理气、涤痰开窍为主。方用半夏白术天麻汤合二陈汤以祛痰通络、调畅气机，同时，方中茵陈、土茯苓、生薏米、楮实子等药均为利湿下气之药，导痰出于二便而治标；以四物汤为基础，配合山萸肉、旱莲草、菟丝子等药物，培补肝肾、填精养血以治本。

高血压症状多端，现行降压药有明确作用靶点，但仍有症状改善不理想的情况。平肝息风化痰与益气祛瘀同用，是升降理论的引申，临床痰瘀互结、升降失调的案例并不少见。寓升以降，祛瘀消痰，才能出奇制胜。

3. 朱良春

朱良春 (1917—2015)，江苏镇江市人。早年拜孟河御医世家马惠卿先生为师。继学于苏州国医专科学校，并于 1938 年毕业于上海中国医学院，师从章次公先生，深得其传，从医已逾 70 载。朱老治学严谨，医术精湛，对内科杂病的诊治具有丰富的经验，先后研制了"益肾蠲痹丸""复肝丸""痛风冲剂"等中药新药，获部、省级科技奖。

膏方医案一　肺癌术后——脾肾亏虚

袁某，男，54 岁。2010 年 12 月 21 日初诊。患者肺癌手术后，气血耗损，又未能充分休息，出现神疲乏力、易汗、怯冷等症状，其苔薄中裂，脉细软，右寸尤弱，乃术后正虚未复，思虑伤气之证，治宜养血益气，补养脾肾，兼以肃清癌毒，以防复发。

【处方】党参300克，茯苓300克，白术300克，当归300克，熟地黄400克，白芍300克，丹参250克，山药300克，枸杞子300克，仙鹤草500克，山茱萸300克，黄芪400克，淫羊藿300克，龙葵300克，百合300克，露蜂房300克，肉苁蓉300克，壁虎300克，远志100克，杜仲300克，益智250克，薏苡仁300克，甘草30克，陈皮80克。

【制法用法】上药煎取3次汁，去渣，加阿胶200克，龟甲胶250克，文冰500克，烊化收膏。每服10mL，每日2次，开水冲服。

【按语】中医学认为，肺癌属中医"肺积""咳嗽""咯血""胸痛"等范畴。肺癌的病因为毒邪、痰湿、热毒等外邪，乘机体正气虚弱之时而侵入犯肺，邪积胸中，遂结成有形之块。中医主张"扶正中寓以祛邪"，肺癌发现时多属于中晚期，治疗以放疗、化疗和手术治疗为主。对多数肺癌患者来说，局部治疗是不能解决根本问题的，而中医膏方从整体观念出发，实施辨证论治，既考虑了局部，又采取扶正培本、健脾益气、清肺消积的方法，对改善患者的局部症状和全身状况都具有重要作用。

该患者表现为手术后气血亏乏，脾肾两虚。在用药方面，以八珍汤为基础作加减，以调补气血，养心安神；龙葵、壁虎、露蜂房三药活血消瘀、化积抗癌；仙鹤草既补气血又疗虚积，用量较大，以强身健体、增强机体免疫力，在治疗肿瘤化疗后气虚出汗、精神萎靡方面效果显著，具有很好的抗癌作用。

肺癌的膏方治疗，不必拘泥于季节，而是根据疾病的阶段及治疗情况，随时调整治法方案。另外，本膏方有别于冬季常规滋补之方，膏方在扶正的同时，兼顾"邪毒"，根据辨证适度加入清热解毒、软坚化痰、理气散结等中药，以具有一定的抗癌作用。

膏方医案二　痴呆——肾虚血瘀

林某，男，36岁。2009年11月18日初诊。患者半年前因头痛、呕吐到广州某医院住院，诊断为"左侧颞叶脑出血、脑血管畸形"，给予手术治疗，术后继发脑血管痉挛，脑水肿，导致左侧大脑后动脉闭塞，双目失明，无光感，双侧瞳孔对光反射消失。手术损伤优势半球语言中枢，导致混合性失语，理解能力差，仅能不自主发少许单音。行走不稳，需坐轮椅。间断狂躁，大声呼喊，手舞足蹈，经家人劝说可平息。智力下降，吃饭、穿衣、大小便及日常生活均需要家人照顾。小便偶有失禁，舌质淡红、苔薄白，右侧脉滑。西医诊断为脑血管畸形术后、血管性痴呆；中医诊断为脑脉瘀阻型痴呆。

【处方】制马钱子 30 克，当归 150 克，紫河车 150 克，地龙 150 克，水蛭粉 100 克，桃仁 300 克，土鳖虫 150 克，红参 300 克，全蝎粉 150 克，三七粉 150 克，露蜂房 200 克，大黄 100 克，石斛 150 克，血竭粉 100 克，胆南星 250 克。

【制法用法】上药煎取 3 次汁，去渣，加阿胶 200 克，龟甲胶 250 克，文冰 500 克，烊化收膏。每日 3 次，每次服 10mL。

【按语】本病案比较复杂，虚实夹杂。虚主要表现为肾气亏虚，禀赋不足，而实则表现为气血不通。脑为元神之府，与人体的精神、记忆、思维等方面的功能密切相关。脑为髓海，手术过程之中，损伤了脑髓进而出现智能下降，日常生活不能自理。肾藏精而生髓，为先天之本，患者的先天禀赋不足，后天又脾胃失养，脑髓不充，再加上外科手术中用机械方法止血，损伤了脑部的血络。血络瘀滞不畅则气血的运行就会受阻。如脑中络脉瘀滞不行，则神机不用，表现为神志糊涂，答非所问，不辨亲人等症状。此证属于虚中夹实的证候，虚则补益气血、实则活血通络。本方中用红参、河车、当归来补益气血，滋补肝肾；土鳖虫、地龙、全蝎、水蛭等虫类药物活血化瘀，增强破血的功效；胆南星、制马钱子、露蜂房来祛风通络；桃仁、三七、血竭与上药合用，共奏理气活血，通窍健脑之效。

4. 张镜人

张镜人，名存鉴，上海市人，教授、主任医师、上海市名中医、全国著名中医理论家、临床学家、全国老中医药专家学术经验继承工作指导老师。从事中医工作 60 余载，医理渊博，学验俱富，盛名于国内外。临床上重视脾胃学说，以诊治内科杂病见长，对虚劳瘤疾尤有心得，其膏方调治慢性疾患亦具特色。膏方用药以脾胃同举，以平为期；调治精、气、神人身三宝，脾肾并举；通补相施，寓治于补；选药精细，轻灵取胜为见长。

膏方医案一　胃病虚劳——脾肾两虚

纪某，男。1985 年 12 月 23 日诊。夙有胃恙，脾失健运，迭经调治，中脘当舒，但矢气较多，便行不实，时或头晕面浮。肾为水火之窟，水亏于下则为溲溺余沥，脉细，舌苔黄腻，质红。脾胃之健，半属命门火之温养，肾脏之精，亦赖后天之生化，盈亏互伏，消长相关，封蛰之令，治当健脾补肾，膏滋代煎，以冀却病延年。

【处方】炒党参 180 克，炒白术 120 克，茯苓 120 克，炙甘草 40 克，炒山药 120 克，香扁豆 120 克，建莲肉 120 克（去莲心），炒白芍 120 克，制半夏 120 克，炒陈皮 120 克，炒枳壳 120 克，制香附 120 克，佛手片 120 克，八月札 120 克，白杏仁 120 克，白豆蔻 60 克，川石斛 120 克，枸杞子 120 克，炒滁菊 120 克，炒知母 120 克，炒黄柏 60 克，山萸肉 120 克，泽泻 120 克，生石决 120 克（先煎），白蒺藜 120 克，女贞子 120 克，旱莲草 120 克，菟丝子 120 克，制狗脊 120 克，炒川断 120 克，炒杜仲 120 克，川萆薢 120 克，炒当归 120 克，丹参 120 克，炙远志 40 克，炒山楂 120 克，炒神曲 120 克，香谷芽 120 克。

【制法用法】上药浸一宿，武火煎取三汁，沉淀沥清，文火收膏时，加入清阿胶 200 克，白冰糖 400 克，熬至滴水成珠为度。每服一汤匙，温开水调送，清晨最宜。如遇感冒食滞需暂停数天。

【按语】虚劳又称虚损，是由于禀赋薄弱、后天失养及外感内伤等多种原因引起的，多因脏腑功能衰退，气血阴阳亏损，日久不复而成劳，是一种以五脏虚证为主要临床表现的多种慢性虚弱证候的总称。《素问·通评虚实论》所说的"精气夺则虚"可视为虚证的提纲。

对于虚劳的治疗，当以补益为基本原则。正如《素问·三部九候论》说："虚则补之。"在进行补益的时候，一是必须根据病理属性的不同，分别采取益气、养血、滋阴、温阳的治疗方药。二是要密切结合五脏病位的不同而选方用药，以加强治疗的针对性。

本膏方适用于脾气虚损型虚劳。症见：饮食减少，食后胃脘不舒，倦怠乏力，大便溏薄，面色萎黄，舌淡苔薄，脉弱。本案以党参、白术、甘草益气健脾，茯苓、扁豆健脾除湿。以白豆蔻、制半夏、杏仁、炒陈皮等行气化湿，同时投以制香附、炒枳壳、八月札、佛手片、炒神曲、炒山楂、香谷芽等清香之品理气畅中，醒脾开胃，润燥相宜，补而不滞，共奏益气健脾之效。以山萸肉、泽泻、炒山药、茯苓滋补肾阴，配合女贞子、旱莲草、制狗脊、炒杜仲、炒川断、菟丝子等强壮筋骨，补肝益肾，通补相宜，不伤胃气。黄柏、知母、萆薢清下焦湿热，制上浮之虚火。方中石斛一味，养阴益胃，燥中用润，滋补肾水，又可制大队补药之温涩，刚柔并济，一举两得，可谓用意深刻。当归、白芍、丹参养血和营，调畅气血，远志安神益智，配伍相用，心血得养，心神可宁。纵观全方，体现了标本兼顾，脾肾俱理，气血同调，精气神兼治的治疗思想。

膏方医案二　肾病——下焦虚损，命火不足

孙某，男，39岁。阳事不举，时有遗泄，畏寒肢冷，腰膝酸软，神疲乏力。舌质淡、苔薄白，脉细。

【处方】生地黄60克，鹿角霜30克，熟地黄60克，炒山药60克，炙黄芪60克，党参60克，当归60克，炙甘草30克，炒白芍60克，菟丝子60克，山茱萸60克，肉苁蓉60克，女贞子60克，仙茅60克，淫羊藿60克，制附子30克，石楠叶60克，巴戟天60克，枸杞子60克，韭菜子20克，制黄精60克，锁阳20克，桑螵蛸60克，补骨脂60克，金樱子60克，五味子20克，芡实60克，炒续断60克，砂仁15克，炒杜仲60克，炒陈皮60克，炒山楂30克，谷芽60克，炒六曲30克，莲子（去衣、心）60克，肉桂20克（去粗皮），大枣30枚。

【制法用法】上药浸一宿，武火煎取三汁，沉淀沥清。文火收膏时，加入阿胶250克、鹿角胶60克，熬至滴水成珠为度。早晚各服一汤匙。如遇伤风停滞等症，则暂缓服用。此料服完，诸症愈。

【按语】"肾为水火之窟"，水亏于下，则时有遗泄，腰膝酸软；阳虚于中，则神疲乏力，畏寒肢冷，阳事不举。凡此种种皆衰老之象也。治以温煦下元，补肾填精。

本膏方适用于肾阳虚损型虚劳。症见：腰背酸痛，遗精，阳痿，多尿，面色苍白，畏寒肢冷，下利清谷或五更腹泻，舌质淡胖，有齿痕，苔白，脉沉迟。膏方以右归丸加减温壮肾阳，以熟地黄、山茱萸、山药、女贞子、淫羊藿、仙茅、巴戟天、补骨脂、肉苁蓉、锁阳等药为基础，温补肾阳、扶助肾气。同时，加鹿角霜、阿胶、鹿角胶等质重味厚的血肉有情之品，大补气血、温肾充精。以党参、

黄芪、当归、山药等培补中焦脾胃，资助后天之本。全方气血双荣，阴阳双补，体现中医调补的特点。方中有血肉有情的滋腻补肾药物，但是剂量不大，且为增加疗效辅以补肝肾、强筋骨的药物，如杜仲、续断、石楠叶以提高疗效，降低药物的副作用。方药虽侧重于补肾，然脾胃健运有利于精气化生，且防黏腻碍胃，故方中行气助运之药必不可少，如砂仁、陈皮、山楂、谷芽、神曲之类，如此则谷安精生。

膏方医案三　虚劳——肺肾两虚

展某，男，45岁。有支气管扩张病史，曾多次咯血。近年来，症情渐见减轻，稠痰亦少，但仍感口干，口唇常发热疮，胸膺灼热；阳痿早泄，婚后2年不育；舌红、苔薄，脉细弦而滑。

【处方】生地黄120克，熟地黄120克，南沙参120克，北沙参120克，天冬120克，麦冬60克，赤芍药120克，白芍药120克，炙百部120克，仙鹤草120克，白及片120克，生石决明120克（先煎），砂仁40克（后下），炒滁菊120克，女贞子120克，旱莲草120克，山萸肉120克，炒山药120克，炒牡丹皮120克，泽泻120克，枸杞子120克，覆盆子120克，制何首乌120克，炒川断120克，桑寄生120克，炒神曲120克，炒山楂120克，仙灵脾120克，巴戟肉120克，仙茅120克，菟丝子120克，孩儿参120克，建莲肉120克，生牡蛎120克（先煎），金樱子120克，芡实120克，香扁豆120克，莲须120克，香谷芽120克。

【制法用法】上药浸一宿，武火煎取三汁，沉淀沥清。文火收膏时，加入清阿胶250克，枇杷叶膏120克，白冰糖400克，熬至滴水成珠为度。每服一汤匙，温开水调送，清晨服。如遇伤风停滞等症，则暂缓服用。

【按语】肺阴虚证，又称肺阴亏损，是指肺脏的阴津亏损和阴虚火旺所表现的证候。肺阴虚证多由久咳伤阴、痨虫袭肺，或热病后期阴津损伤所致。阴津亏损，肺燥失润，气机升降失司，或阴虚而生内热，虚火灼伤肺络而出血，可出现一系列干燥失润及虚热症状，以干咳无痰，或痰少而黏、口燥咽干、形体消瘦、午后潮热，五心烦热、盗汗、颧红、痰中带血、声音嘶哑等症状为代表。

本膏方适用于虚火内扰、肺阴不足、肾精亏虚之虚劳证。治当以阴阳并补、肺肾同治为主，治肺用三才汤、百合固金汤；补肾取二至丸、六味地黄丸、水陆二仙汤加减。针对肺阴不足选用百合固金汤加减，以清金化痰、滋肾保肺，而收固护肺阴之效。沙参有滋润上焦阴分之作用，兼有清热祛痰之力，其中北沙参善于清热、南沙参长于滋阴，二者同用，加强滋阴泻热之力；白及、仙鹤草收敛止血；菊花芳香味甘，能补金水二脏。肾阳不足，宗筋弛纵，命火衰微，则阳痿不举，精关不固，肾元亏虚，故发为早泄。取二至丸、六味地黄丸为基础，加以覆盆子、枸杞子、制何首乌等补养精血；仙灵脾、仙茅、菟丝子、巴戟天等温肾壮阳；金樱子、生牡蛎、芡实、莲须固肾涩精，使补肾无燥热之偏，固精无凝涩之害。同时，本膏仍顾补中益气，加以香扁豆、建莲肉、孩儿参以补气健脾；砂仁温散脾气，使通补相宜，不伤胃气。全方补而不滞，清而不损，有固本清源、增强体质的功效。

5. 朱南孙

朱南孙教授禀承家学，学贯中西，为沪上名家朱氏妇科第三代传人，在医林中独树一帜，享有"三代一传人"之美称。朱南孙教授继承家学，总结、整理、提高和丰富了朱氏妇科体系，使其成为近代中医妇科一大流派。她临证重视奇经，疏理冲任，提倡乙癸同源，肝肾为纲，并从女子疾患多隐曲深奥，经、带、胎、产及杂病与一般内外科疾病不同出发，用辩证唯物主义观为指导，纵观女性特有的生理变化。

膏方医案一　月经不调——脾肾两虚

李某，女，28岁。1984年11月15日诊。自15岁月经初潮起，周期无定，或量多如崩，或淋沥日久方止，至今已逾十载。时感头晕神疲，夜寐不安，心悸气促，下肢酸软，时常便溏。脉弦细数、重按则隐，舌略偏红、苔薄腻。

【处方】焦潞党90克，炒白术40克，大熟地90克，煨金樱90克，焦山楂60克，西砂仁20克(后下)，淡远志40克，炒川断90克，桑寄生90克，仙鹤草120克，伏龙肝120克，破故纸40克，鸡冠花90克，炮姜炭40克，牛角60克，海螵蛸90克，制狗脊90克，炒枣仁60克，制首乌90克，焦建曲60克，莲须 60 克，枸杞子 60 克，茯苓 90 克，炙绵芪 90 克，怀山药 90 克，当归头 60 克，覆盆子 90 克，广陈皮 40 克，陈阿胶 120 克，鹿角胶 40 克，椿根皮 90 克，合欢皮 90 克，胡桃肉 60 克，龙眼肉 60 克，湘莲子 90 克，冰糖 170 克。

【制法用法】上药洗净，用清水先浸一宿，继以武火煎取三汁，加入阿胶、鹿角胶、冰糖、黄酒，用文火收膏。每日早晚各服茶匙用开水冲和。忌生萝卜消克及生冷。

【按语】中医认为，经水出诸肾，肾为经血之源、主任脉。肝藏血、主冲脉，脾统血、调血脉，月经的周期节律与肝、脾、子宫都有关联。月经过多，多因热迫血行、血虚自溢及血瘀出血所致，此时患者需注意观察自身状况，从月经颜色来分辨经量过多的原因。月经过少，多为血虚、血瘀、痰湿、气滞而壅塞脉道、阻滞气血使经血不畅。

本案属于脾肾两虚型月经不调，其症状以月经周期提前或先后无定、经期延长、经色鲜红、量或多或少、乏力倦怠、失眠多梦、大便秘结不畅等为主。观其舌脉，多为舌质淡暗、少苔、脉沉细之象。该案中患者由于长期脾虚泄泻，导致肾气亏虚、身体瘦弱。冬季为封藏之际，正是养血填精的最佳时机，朱老强调，先天后天互补，健脾以助后天、补肾以养先天，滋养脾肾，双管齐下。

本膏方治以滋养脾肾，理血调经。方中狗脊、熟地、桑寄生、制首乌等阴阳同补，助肾滋血之源；阿胶补血与止血并行，配合炮姜炭、砂仁等药温中行气、活血止血；焦山楂、神曲、砂仁、陈皮、黄芪等药健脾和胃、行气通络，一方面助患者对膏方的吸收，另一方面培补后天，恢复脾统摄血液之力；海螵蛸、莲须等收涩之品，摄血归经，辅助阿胶的止血作用。上药合用，标本同治。

膏方医案二　不孕症——肾虚

王某，女，32 岁。1984 年 11 月 22 日诊。婚后二载未孕，肝郁化火，而见心烦易怒，小腹作胀不舒，面颊色斑，面色灰暗，皮肤蚁虫爬行感，脉中取弦、尺弱、重按则隐，舌暗红、边瘀紫、苔薄腻根甚、少津。

【处方】炙黄芪 120 克，吉林参 50 克，赤芍 90 克，白芍 90 克，全当归 120 克，川芎 60 克，川丹参 120 克，生地 90 克，熟地 90 克，仙灵脾 120 克，覆盆子 120 克，巴戟肉 90 克，淮山药 120 克，紫河车 90 克，山萸肉 60 克，制黄精 150 克，香元皮 50 克，川杜仲 90 克，陈佛手 50 克，广郁金 90 克，合欢皮 120 克，绿豆皮 90 克，银花 90 克，云茯苓 120 克，生甘草 60 克，陈阿胶 100 克，焦白术 60 克，鹿角胶 60 克，胡桃肉 120 克，银耳 90 克，湘莲 60 克，黄酒 8 两，文冰 750 克。

【制法用法】上药洗净，用清水先浸一宿，继以武火煎取三汁，加入阿胶、鹿角胶、黄酒、文冰，用文火收膏。每日早晚各服茶匙用开水冲和。忌生萝卜消克及生冷。

【按语】中医学认为，女子不孕多与先天禀赋不足、胞宫虚冷、房事不节、冲任不固、素体虚弱、情志不畅、脾虚痰盛、胞中积聚等原因相关。

本案中女子不孕的根本原因为肾虚。在治疗上既要养冲脉任脉，又要填补肾精，补益肾水，滋养肝血。朱老认为，受孕的必要物质基础就是肾精，另一个条件是肝血充足、肝气条达。只有肝肾功能调畅，月经及受孕等生理功能方可正常，因此肝肾精血是调养的根本。

本膏方适用的人群多见婚久不孕、月经量少色暗、经期延后、面色晦暗、腰膝酸软、神疲乏力、小腹冷坠、白带清稀、小便清长，舌脉多见舌淡、苔薄、脉沉细之象。本案患者平素阴虚精亏、气血不足，治法当以滋补肝肾、补益气血。方药以六味地黄丸加减，以仙灵脾、黄精、杜仲、覆盆子调肝肾补充任；巴戟天、河车、胡桃肉、鹿角胶、银耳等药峻补气血、资助先天及后天精血；同时，加用八珍汤，肝、脾、肾同调，配合上述诸多补肾填精药物，培补全身气血。

6. 施今墨

施今墨（1881—1969），原名毓黔，字奖生，祖籍浙江省杭州市萧山区，中国近代中医临床家、教育家、改革家，"北京四大名医"之一。施今墨毕生致力于中医事业的发展，提倡中西医结合，培养了许多中医人才。长期从事中医临床，治愈了许多疑难重症，创制了许多新成药，献出 700 个验方，为中医事业作出突出贡献，在国内外享有很高声望。

膏方医案一　脱发

徐某，男，34 岁。2 年前去广州出差，旋即发现头发脱落，日渐增多，头皮不痒不痛。返京后，经某医院检查，病因不明，施以理疗以及组织疗法，又注射维生素 C 等药，治疗 3 个多月未见效果。饮食、二便、睡眠均正常。舌苔正常，六脉沉弱。

【处方】冬桑叶 60 克，黑芝麻 120 克，生地 30 克，熟地 30 克，血余炭 30 克，女贞子 30 克，制首乌 60 克，酒川芎 30 克，桑葚子 30 克，酒当归 30 克，白蒺藜 60 克，黑豆衣 30 克，山萸肉 60 克，炙甘草 30 克，绵黄芪 90 克，酒杭芍 30 克。

【制法用法】上味共煎浓汁，文火熬糊，再入鹿角胶 60 克、龟甲胶 60 克、阿胶 30 克，熔化，再加入白蜜 500 克收膏。每日早晚各服 10 克，白开水送服。

【按语】脱发，尤其是秃顶，常常有损人的形象，给人带来烦恼。在临床上脱发大致可分两种类型：一为头发突然脱落，常在一夜之间，成片成块掉落，脱发处头皮光亮如镜，不留发根，古称油风，俗名鬼剃头，现称斑秃。二为头发逐渐稀落，以头顶为甚，日久形成马蹄形的秃顶。根据症状，该患属于第二种。中医认为，脱发的病位主要在肾，若肝肾两虚、气血不足，全身的血液循环减弱，气血不散于头皮，头上毛囊得不到气血滋养，渐渐萎缩，引起脱发。"肾藏精，主生殖，其华在发"，头发光泽及脱落程度与肾的关系密切，同时，发为血之余，气血的功能正常与否也会引起头发的相应变化。

本案例是典型的肾虚型脱发，治其当以补肝肾、养精血。本方主要用桑麻丸为主，用桑叶、黑芝麻来补肾；同时，熟地、首乌、当归来培补肝肾、生精养血；黄芪、炙甘草补脾益气，令气统血行。大量白蜜补益中气，以后天养先天。气血并重，肝肾同补，脱发得以再生。

膏方医案二　噎膈——痰气交阻

贾某，男，79 岁。平素嗜酒，数月来情怀抑郁，食减便燥，渐至进食有时作噎，咽下困难。现只能进半流质食物，硬食已有 2 个月不能进矣。胸际闷胀微痛，饭后尤甚，有时吐白黏沫，口干，不思饮，大便干燥，四、五日一行，夜寐多梦，精神委顿，体重减轻，经北大医院检查，谓食管狭窄，未发现癌变。舌苔白而燥，脉沉涩。

【处方】薤白 100 克，天冬 50 克，麦冬 50 克，全瓜蒌 180 克，炒枳实 60 克，当归 120 克，清半夏 100 克，代赭石 150 克，旋覆花 50 克，川郁金 100 克，广陈皮 60 克，桃仁 60 克，杏仁 60 克，火麻仁 150 克，茜草根 100 克，晚蚕砂 100 克，怀牛膝 100 克，皂角子 100 克，代赭石 120 克，野於术 100 克。

【制法用法】上味共煎浓汁，文火熬 3 次，再入阿胶珠 60 克，熔化再加入白蜜 500 克收膏。每日早晚各服 10 克，白开水送。

【按语】本案属噎膈之证，西医又称食管狭窄综合征或食管神经紊乱综合征，是由于食管干涩，食管、贲门狭窄所致的以咽下食物梗塞不顺，甚则食物不能下咽到胃，食入即吐为主要临床表现的一类病证。

本案症状上多见痰饮之实，属痰气交阻型噎膈。该类患者常见进食梗阻，脘膈痞满，甚则疼痛，情志舒畅则减轻，精神抑郁则加重、嗳气呃逆、呕吐痰涎，口干咽燥，大便艰涩，舌脉多见舌红、苔薄腻、脉弦滑之象。该患者平素喜饮酒，加之其情志抑郁导致气郁积聚、阴阳失调、三焦气机阻塞、噎膈不顺。长期拒饮拒食可导致气血津液生化乏源，口干舌燥，大便干结。

综上，该患者治法当以理气开郁、化痰降逆。施老治疗常用调理气机、润肠燥养阴之法，往往收效显著。方以瓜蒌薤白半夏汤合旋覆代赭汤加减为主，既顺上下气机，又开左右郁滞。略加当归、杏仁等药濡润肠腑，麦冬、天冬增水行舟，行大便以恢复中焦气机；郁金、茜草开郁理气；陈皮、枳实破气散结。诸药合用，双向调节气机，使噎膈康复、饮食得安。

膏方医案三　神经官能症

患者，男，37 岁。2 个月前，因受重大刺激，竟致神志迷惘，健忘殊甚，目呆语迟，口唇颤抖，四肢动作失灵，经某医院检查，诊断为神经官能症。苔白舌颤，脉弦有力。

【处方】石决明 180 克，旋覆花 50 克（布包），草决明 100 克，节菖蒲 60 克，生蒲黄 100 克（布包），炒远志 100 克，白蒺藜 100 克，酒杭菊 100 克，桑枝 150 克，桑寄生 150 克，紫石英 100 克（先煎），紫贝齿 50 克（先煎），酒地龙 100 克，炙甘草 30 克，双钩藤 120 克，龙胆草 50 克（酒炒），生龙骨 100 克（先煎），忍冬藤 100 克，生牡蛎 100 克（先煎），明天麻 50 克，白僵蚕 50 克，陈胆星 60 克，夏枯草 100 克。

【制法用法】上味共煎浓汁，文火熬 3 次，再入鹿角胶 60 克，熔化，再加入白蜜 500 克收膏。每日早晚各服 10 克，白开水送。

【按语】本病属于中医上所讲的癔病，在西医上统称为神经官能症，主要与心理因素有关，是一种功能性的心理障碍疾病。本病案患者初诊时精神失常、胡言错语，病情都由同伴代为陈述。

本案中施老主要采用活血通络、安神定惊的治法，动物药、矿物药、植物药并用，仿许学士用惊气丸。本膏方中用酒地龙、僵蚕，祛风止痉、搜风除挛；忍冬藤、钩藤以通络舒筋；用矿石类药物如龙骨、牡蛎、紫石英、紫贝齿等重镇降逆、安神定惊；明天麻、胆南星、节菖蒲豁痰开窍、芳香醒神。服用膏方 2 个多月之后再次就诊，病人已经能够自己陈述病情。再治疗数月，诸病消除。

7. 周学文

周学文教授，辽宁中医药大学博士研究生导师，国家级名中医。业医于辽宁中医药大学附院，旁收杂学，广泛涉猎，善变通，勇革新，于内科一域渐有所成。从医 50 年来，不仅对消化系统疾病、慢性肝病进行了深入研究，还对失眠症有独到的认识与见解，提出了从心论治失眠症的理论思想，临床应用疗效颇佳。

膏方医案一　不寐——心脾两虚

王某，女，29 岁。初诊日期：2013 年 11 月 12 日。主诉：睡眠欠佳半年。现病史：患者半年前因工作压力大出现睡眠不佳，每晚睡眠不足 4 小时，夜寐差，多梦易醒，伴有头晕、心悸等症状，已严重影响正常生活，为求诊治遂来本院门诊。现症：精神不振，头晕目眩，面色少华，神疲乏力，四肢倦怠，食少，便溏，经血量少，色淡，周期不规律，末次月经在 3 个月前。舌淡白、苔薄黄，脉弦细。

【处方】黄芪 100 克，当归 100 克，益母草 100 克，柏子仁 100 克，熟地 100 克，白芍 100 克，夜交藤 100 克，合欢花 100 克，茯苓 100 克，神曲 100 克，阿胶 50 克 (烊化)，甘草 60 克。

【制法用法】上味共煎浓汁，文火熬至黏糊状，再入阿胶 50 克，熔化，再加入白蜜 500 克收膏。每日早晚各服 10 克，白开水送。

【按语】失眠是神经衰弱中的一类症状，西医常归类为植物神经功能紊乱。中医中失眠属于不寐范畴，辨证分为多种类型，其中心脾两虚为较为常见的类型。有研究认为，脾气虚弱则气血运行减慢，脑部供血减少，容易引发失眠症状，压力较大也会出现上述情况，常见症状表现为失眠多梦、入睡困难、易醒、精神萎靡、疲怠、形体消瘦、舌边齿痕等。

该患因思虑太多、疲乏劳倦，日久损及心脾而致失眠，治法当以补益心脾、养心安神。方中用黄芪健脾益气，益气生血；阿胶、当归、熟地滋阴补血，配合酸敛之白芍，滋补心肝之阴血；夜交藤、柏子仁、合欢花养心安神；茯苓一则健脾，助黄芪补益中气的功效，二则与柏子仁、夜交藤、合欢花共奏养心安神之功。佐以神曲健补脾胃、消食导滞，防止滋腻太过；甘草调和诸药又助黄芪健补脾气，与白芍酸甘化阴、滋养阴血。《素问·上古天真论》中有"恬淡虚无，真气从之，精神内守，病安从来"之说。在用药物干预的基础上，又要进行患者自我心理调节，保持愉悦的心情，并增加适量的体育运动，调理气机才能更好地入睡。

膏方医案二 不寐——心肾不交

刘某，男，43 岁。初诊日期：2014 年 1 月 16 日。主诉：入睡困难 2 年，加重伴腰痛 1 个月。病史：患者诉自 2 年前搬家后出现入睡困难，心情烦躁，头痛，严重时彻夜不眠，未系统治疗，1 个月前上述症状加重，伴有腰痛，为求中医诊治来我门诊。现症：入睡困难，腰痛，烦躁，头痛，耳鸣，五心烦热，盗汗，咽干。二便调，舌红，苔白，脉弦滑。

【处方】黄连 30 克，茯苓 100 克，神曲 100 克，柏子仁 100 克，淡竹叶 100克，黄柏 100 克，夜交藤 100 克，合欢花 100 克，白芍 100 克，甘草 60 克，浮小麦 100 克，大枣 100 克，熟地 100 克，山药 50 克，山茱萸 50 克，肉桂 50 克。

【制法用法】上味共煎浓汁，文火熬至糊状，再入阿胶 50 克，熔化，再加入白蜜 300 克收膏。早晚 2 次分服，每次 15 克，温水冲服。

【按语】本案属于失眠中的心肾不交证。心主火为火脏、肾主水为水脏，心肾不交即心火不能下移温煦肾水，肾水不能上移抑制心火。在正常情况下，心火下降，肾水上升，水火既济，得以维持人体正常水火、阴阳之平衡。水亏于下，火炎于上，水不得上济，火不得下降，心肾无以交通，故心烦不寐；盗汗、咽干、舌红、脉数、耳鸣、腰痛，均为肾精亏损之象。

结合症状，该患证属心肾不交，治当以沟通心肾、泻南补北之法。本膏方中白芍、阿胶养血敛阴；淡竹叶、黄连一导一清，清心泻火以防心火过旺。四药同用使得心肾交济、阴阳协调。同时，方中加用甘麦大枣汤以益心气、养心阴、安心神、除烦躁；夜交藤、柏子仁、合欢花、茯苓以养心安神；神曲消食和胃，防止补药太过滋腻伤胃。再次就诊时，患者睡眠质量提高，睡眠时间延长。再嘱咐患者每晚睡前按摩涌泉穴并增强体育锻炼来促进入睡。

膏方医案三　不寐——痰热扰心

张某，女，65岁。初诊日期：2013年8月20日。主诉：失眠20余年，加重伴右侧肢体无力1个月。病史：患者20余年前出现入睡困难，夜梦多，睡而不酣，容易醒，醒后不易入睡，曾四处求医，未见好转，1周前上症加重，伴有右侧肢体无力，为求中医诊治来本院门诊。既往糖尿病、高血压病史10余年。现症：心烦失眠，右侧肢体无力，胸闷脘痞，反酸嗳气，伴口苦，头重，目眩，舌红，苔黄腻，脉弦滑。

【处方】银柴胡100克，胡黄连100克，淡竹叶50克，淡豆豉100克，夜交藤100克，合欢花100克，茯苓100克，神曲100克，竹茹100克，天麻100克，钩藤100克，柏子仁100克，生甘草60克，陈皮100克，半夏100克，枳实100克。

【制法用法】上味共煎浓汁，文火熬至糊状，再加入白蜜收膏。早晚2次分服，每次15克，温水冲服。嘱清淡饮食，晚餐不宜过饱，戒烟戒酒，不饮浓茶、咖啡。

【按语】该患因宿食不化、积滞肠中，日久食积化热生痰，上扰心神，导致失眠。患者既往有糖尿病、高血压病史多年，平素肝阳偏亢，肝肾阴虚。舌脉见舌红、苔黄、脉弦滑之象，实为痰热的表象。

周老在该患的调治中以化痰清热、养心安神为大法。投以二陈汤为基础，方中用淡竹叶、淡豆豉、竹茹清热除烦、化痰开郁；夜交藤、柏子仁、合欢花、茯苓养心安神；天麻、钩藤平抑肝阳，防止肝阳过亢、扰及心神；胡黄连、银柴胡退虚热、除虚烦；神曲消食和胃，防止滋腻太过有碍脾胃吸收。

在药物的干预基础上，还要嘱咐患者平常饮食清淡，不可过饱过食。饮酒适量，三餐合理，只有这样，才能杜绝失眠现象的发作。

8. 张　震

张震教授是全国名老中医，云南省中医中药研究院资深研究员，主任医师，硕士研究生导师。从事中西医结合临床诊疗与科研工作近六十年。张老熟谙经典，深究现代医学基础理论，是我国中医证候学研究的先驱者，尤其对病机"疏调气机"有独到见解，临床上常以"疏调气机"大法为指导，应用自创"疏调气机汤"，于现代多种疾病辨治之中取效显著。

膏方医案　乳腺小叶增生——肝郁脾虚

马某，女，35岁。2015年6月8日初诊。主诉：右侧乳房疼痛一年余。疼痛与情绪关系密切，激动及生闷气后疼痛加剧，此前未曾进行系统治疗。平素多抑郁，伤感易悲，不喜与人交流，乳痛每于经前或情绪波动后加重，月经量少，色淡质稀，纳呆，不欲食，腹泻与便秘交替，舌淡红，苔薄白，脉沉细。查体：神志清楚，面色微黄，胸部及两乳房外形如常，右乳内下象限可触及一条索状硬块，压之疼痛，边界清楚，质地柔韧，活动度好，周围界限清楚，与皮肤及胸肌无黏连。B超示右乳乳腺增生。

【处方】柴胡100克，赤芍120克，当归150克，茯苓150克，薄荷60克，香附100克，郁金120克，佛手60克，浙贝母120克，夏枯草150克，三棱120克，莪术100克，泽兰100克，元胡100克，莲米300克，白花蛇舌草150克，合欢花120克，夜交藤150克，酸枣仁300克，甘草60克，白蜜300克。

【制法用法】按常规方法熬成膏滋方。早晚各1汤匙，开水冲服。

【按语】乳腺增生是育龄期妇女最常见的乳腺疾病，本质上是一种生理增生与复旧不全造成的乳腺正常结构紊乱。临床主要表现为乳房肿块与疼痛，一般于月经前加重，行经后减轻。根据患者舌诊、脉诊及临床表现可知，本案属于肝郁痰凝证。从经络循行分析，乳头为肝经所过，乳房为肝经所主；从功能方面分析，肝主疏泄，调畅气机，调节情志。肝气条达，气血流通，冲任调和，乳络之气调畅不郁，则乳房得以滋养，乳络通利，功能正常。若情志不畅，肝失疏泄，气机升降失常。气虚则痰生，气逆则痰壅，气滞则痰阻，气结则痰凝，血行不畅则凝而成瘀，瘀血痰浊相互胶结，聚于乳络，终致乳腺增生。故以行气解郁为原则，气行则血行、痰化、痛止、癖消。此外，行气止痛可明显缓解患者乳房疼痛。

张震教授运用五脏同调的方法，以调肝肺为主。肺主金，肝主目，由五行的相克相生原理，从肺论治乳腺疾病，治疗中应该加上宣肺之品。本方用三棱、莪术活血定痛、消肿生肌；用合欢花、夜交藤、酸枣仁养心安神；柴胡、薄荷、香附、郁金涤痰解郁，疏理气机；佛手、夏枯草燥湿化痰、开郁散结。

在方药加减上，如乳房胀痛明显者，加川芎、橘核、青皮等；情志不畅多抑郁者加木香。

附：疏调消核膏

膏方组成：柴胡 100 克，赤芍 100 克，当归 150 克，茯苓 150 克，薄荷 60 克，香附 200 克，郁金 150 克，佛手 60 克，三棱 100 克，莪术 100 克，浙贝母 150 克，夏枯草 150 克，泽兰 100 克，白花蛇舌草 150 克，生甘草 60 克。

9. 熊继柏

熊继柏（1942— ），男，湖南常德人，国家级名中医，湖南中医药大学教授，研究生导师，广州中医药大学博士研究生导师。13 岁习医，16 岁行医，从事中医临床 50 余年，从事中医高等教育 30 余年。通晓中医经典，谙熟方药，临证善于辨证施治，因证选方，因方用药，是国内外著名的中医专家，善治各种内科杂病、妇科、儿科病证以及各种疑难杂症。

膏方医案一 痹证——气血瘀滞，兼有湿热

患者，男，42 岁，门诊病例。2010 年 4 月 8 日初诊。四肢麻木、疼痛 1 年半，双下肢尤甚。伴双腿乏力、痉挛、酸胀，头晕、颈胀。舌紫红，苔薄黄腻，脉细。西医诊断：肌肉劳损。中医诊断：痹证。

【处方】黄芪 300 克，全蝎 50 克，地龙 100 克，僵蚕 150 克，蜈蚣 10 条

（去头足），海风藤 150 克，鸡血藤 200 克，络石藤 100 克，苍术 80 克，黄柏 80 克，薏苡仁 100 克，川牛膝 200 克，木瓜 150 克，酸枣仁 300 克，天麻 150 克，葛根 300 克，桃仁 100 克，红花 40 克，赤芍 100 克，川芎 150 克，当归尾 100 克，石菖蒲 150 克，枣仁 200 克，甘草 60 克，白蜜 500 克。

【制法用法】按常规方法熬成膏滋方。早晚各 1 汤匙，开水冲服。

【按语】本案患者患有痹证 1 年半，病程日久，属于顽疾。久病入络，病邪已由表皮传到经络，经脉闭阻不通，气血流通不畅，久痹则痿废不用，故可见患者腰腿酸软无力。由此湿邪留滞体内，湿邪不除，则阳气难以通达，进而气机不顺。

熊老投四妙散加减以通络祛湿止痛。方中黄柏清热解毒燥湿；川牛膝舒筋通络；薏苡仁利水祛湿；苍术燥湿除痹、升发阳气。此皆为祛邪除痹之药。因患者患病日久，湿气易除但瘀阻难消，故加补阳还五汤以增强补气活血之力，以此温通经脉、祛痿除痹。除此之外，患者还有四肢挛急、上眼睑痉挛等症，此多因经络不畅、气血闭阻所致，故再加芍药甘草汤及木瓜汤以除湿热、通气血、止痹痛。

膏方医案二　痹证——气虚血瘀

患者，男，72 岁，退休干部。2009 年 9 月 25 日初诊。全身麻木疼痛、四肢关节屈伸不利、疲乏、头昏沉、行步不正 2 年。伴颈胀，时作呕逆，舌红，苔薄黄，脉弦细。西医诊断为骨性关节炎，中医诊断为痹证。

【处方】黄芪 300 克，全蝎 50 克，地龙 100 克，僵蚕 150 克，蜈蚣 10 条，鸡血藤 150 克，海风藤 150 克，钩藤 150 克，天麻 200 克，葛根 300 克，法半夏 100 克，黄芩 100 克，甘草 60 克。

【制法用法】按常规方法熬成膏滋方。早晚各 1 汤匙，开水冲服。

【按语】痹证为内科临床常见疾病，"痹"意为"闭"，是由于风、寒、湿、热等外邪侵袭入体，闭阻经络，气血运行不畅而致肌肉关节酸痛、麻木、重着、屈伸不利或关节肿大灼热为主要临床证候，根据病因病机特点，临床大致分为风寒湿痹和风湿热痹两大类。风寒湿痹为肝肾虚损、复感寒湿之邪发病，风湿热痹为外感风热之邪与湿相搏为患。

本案属于风寒痹证病久导致气虚血瘀。久痛顽痹，气虚血瘀，关节畸形固定，肌肉萎缩僵硬，骨质受损，恶风畏冷，疼痛反复发作。

该患治宜化痰通络、活血化瘀兼以扶正。方中黄芪补气通络；全蝎、地龙、僵蚕、蜈蚣等虫类药物涤痰搜风通络；鸡血藤、钩藤、海风藤等藤类药物祛风解痉、舒筋活络；天麻祛风通络，配合前药，共奏祛风除痹之功；葛根、法半夏止呕降逆。诸药合用，祛风除痹、益气活血，方证合一，故取良效。

临证之时，可随症加减。关节僵硬肿痛加蜂房、僵蚕、蚂蚁、片姜黄；拘挛肿胀痛剧者，加白花蛇、全虫、蜈蚣、炮山甲、白芍以祛风搜邪，解痉镇痛；腰脊僵直疼痛者，加狗脊、鹿角胶、桑寄生通利督脉；病久不愈，气血虚损，精髓不足，骨质破坏，当配伍血肉有情之品以填精益骨；熟地、当归、人参、龟鹿胶补养气血，增髓壮骨；虫类诸药，通经活络，搜风剔邪，对久治不愈的顽痹，具有一定疗效，但其性猛且燥，用之不当，有破气耗血伤阴之虞，若能配伍益气养血之品，其效果更佳，因其既能引领诸药入血，助其药性活动之功，又可矫其燥血之弊。如黄芪味甘，既可防止因服虫类药而引起的胃部不适。又可补气走表，使分肉经络之中风搜而表不虚，并可防止外邪再犯。

膏方医案三　湿热痹

患者，男，70岁，长沙市人。2009年3月2日初诊。诉痛风10年，左足踝部肿痛1个月。舌苔薄黄腻，脉滑数。西医诊断：痛风。中医诊断：痹证。

【处方】苍术60克，黄柏100克，薏苡仁150克，炮山甲100克，红花30克，萆薢150克，防己60克，秦艽100克，川牛膝150克，当归100克，海桐皮100克，龙胆草60克，赤小豆200克，甘草60克。

【制法用法】按常规方法熬成膏滋方。早晚各1汤匙，开水冲服。

【按语】本病案属于典型的湿热痹证。湿热痹证的临床表现有关节疼痛，局部灼热、红肿，痛不可触，关节活动不利，累及多个关节，伴有发热，恶风，口渴，烦闷，苔黄燥，脉滑数。本案患者突发左膝游走性红肿疼痛，脉滑数，舌苔黄腻，显然为风湿热邪侵袭下肢导致下肢经络闭阻。热痹热邪偏盛，病机为风湿夹热或日久化热、壅阻经络。

治以清热为主、佐以利湿。病位在下，故选用二妙散加减，以清利下焦湿热。苍术健脾化湿、黄柏燥湿清热，二药合用，能清解下焦湿热；当归、川牛膝活血通经；用秦艽、萆薢、防己清热利湿、祛风除痹；久病入络，故在原方基础上加穿山甲、红花活血络、起沉疴。湿热尽除，血脉通畅，痹痛即止。

临证加减：夹湿者加蚕砂；痛而无汗者，加羌活以宣表邪；汗多者加防风、炙甘草、生黄芪以实卫气；为防止苦寒败胃，对病程较长的热痹，常配参术扶正补脾，顾护胃气。

10. 周岱翰

周岱翰，我国著名中医肿瘤学家，第三届国医大师，广州中医药大学肿瘤研究所所长，广州中医药大学第一附属医院肿瘤中心主任医师、首席教授、博士研究生导师。周教授开创岭南中医肿瘤学术流派，在肿瘤临床中诠释"带瘤生存"，擅长应用中医药进行肝癌、肺癌、肠癌等晚期恶性肿瘤及各类癌症的康复治疗。周教授运用中医药治疗恶性肿瘤已有 40 余年，对肿瘤的治疗具有较丰富的临床经验，常用治法有活血化瘀、化痰祛湿、清热解毒、软坚散结、以毒攻毒、健脾补肾等。

参芪固本膏

【处方】北芪 300 克，党参 300 克，云苓 200 克，怀山 300 克，白术 150 克，砂仁 80 克，熟地 250 克，山楂 200 克，黄精 150 克，杜仲 200 克，肉苁蓉 200 克，山萸肉 200 克，羊藿叶 100 克，女贞子 200 克，五味子 80 克，旱莲草 200 克，当归 100 克，桂枝 80 克，阿胶 250 克，龟甲胶 100 克。

另入：黄酒 300 克，饴糖 300 克，按常规方法熬成膏滋方，约收膏 400 克。每服 15 ～ 20 克，每天 2 次。

【功用】癌症化疗的骨髓保护（包括化疗前预防和化疗后恢复），手术后的补益气血以及癌症的康复治疗

【按语】用膏方治疗肿瘤，主要用于患者术后、化疗后及放疗后调理，防止并发症。患者因为手术耗伤气血，术后多表现为气血双亏或气阴两亏等虚证，使用膏方可以气血双补、调理脾胃，培补一身之本。膏方治疗肿瘤具有毒性小，不良反应少，用量小，生物利用度较高，补中寓治，治中寓补，补治结合的特点。膏方能补气养血，包含"救偏却病"双重意义，因病致虚，因虚致病，皆可用膏

方。慢性顽固性、消耗性疾病也可用膏方来调治。本方中肉苁蓉为治元阳不足、精血亏虚之要药，既善补肾阳、温养督脉，又善补精血而健骨强筋；党参益气，健脾生津；女贞子、五味子配伍黄精，补肝肾、养血效力倍增；龟甲胶滋阴潜阳，益肾健骨，养血补心；阿胶为补血养血滋阴要药；女贞子、旱莲草合为二至丸，两样均入肝肾两经，补肾强筋骨、乌须发之力增强。补益膏方中佐砂仁，以防膏方太过滋腻。黄酒活血祛寒，通经活络，质润而不燥。

琥珀止痛膏

【处方】琥珀、蟾酥、马钱子、樟脑、大茴香、冰片、丁香、石菖蒲、山奈、威灵仙、天南星、斑蝥、黄连。

外用贴敷患处或穴位，对痰结瘙痒、风湿痹痛、癌肿疼痛等一切痛肿疾患，能通络止痛、消肿散结。

【按语】中医理论认为，癌性疼痛可分为阴证与阳证，临床观察，癌痛以阴证居多。癌痛阴证主要表现为局部皮肤肿胀，或有结节包块，其皮肤颜色不变，痛处喜温喜热，按摩疼痛部位疼痛可以减轻，病人怕冷，加一个暖水袋更舒服。中医认为，这类患者疼痛的原因主要是阴邪凝聚在局部，导致该部位气血不通，经络不畅，气血无法荣养，不荣则痛。

将药物直接敷于疼痛部位，有效成分穿透皮肤、黏膜而起效。外敷于疼痛部位、肿块局部或肚脐，使药物直接作用于痛处或经络循经处，对癌痛可收到立竿见影的止痛效果，且止痛持续时间长、疗效确切，并且无阿片类止痛药导致的腹胀、便秘、厌食症状，配合止痛药使用还能缓解止痛药的副反应，使患者保持较愉快的生活状态。

对于阴证疼痛，琥珀止痛膏外用疗效确切。《理瀹骈文》认为膏药能发挥药物的治疗作用而又制约其毒性，谓："半夏、苍术之燥，入油则润，牵牛、甘遂、巴豆、南星、草乌、木鳖之毒，入油则化。"故本方虽有冰片、樟脑、丁香、茴香、南星、马钱子、蟾酥、斑蝥之毒，用之亦无妨碍，且能按病位用药，便于药性直达病所。部分患者如果皮肤较为敏感，可使用蜂蜜调和诸药，蜂蜜可保护皮肤，也有解毒疗效。诸药合用，可产生较好的止痛疗效，而临床副作用轻微。部分患者不愿药物外敷者，也可使用棉布缝制成布袋，装入以上药物，放置于疼痛局部，同样可起到很好的止痛效果，且使用更为方便，患者24小时都可使用。该方药可随症加减，使用方便。本方法安全、有效，方便易行，无明显毒副作用，值得进一步推广。

11. 何 任

何老是我国著名中医教育家、理论家和临床家，行医 70 余年，在内科、妇科、肿瘤等领域建树颇多。他创立的"不断扶正，适时祛邪，随证治之"治疗肿瘤 12 字原则，指导临床遣方用药，屡获奇效。他编写了新中国成立后第一部《金匮要略》相关读物《金匮要略通俗讲话》，至今已发行 15 万余册；他主编的《金匮要略校注》成为现代校注《金匮要略》的最权威版本；他被日本学者誉为"中国研究《金匮要略》的第一人"；他被称为经方大师，和刘渡舟先生一起被称为"南何北刘"。

膏方医案　胃脘痛——肝胃郁热

历某，男，成年。初诊：1962 年 12 月 7 日。患十二指肠溃疡近十二载，四年前曾有大出血，失眠多梦，已达十五寒暑，均以安眠药处理，至今时有。大便不正常已久，坚实者居多，日一二行，或二三日一行，良苦。腰酸近三载，有关节炎病史。胸闷腹胀，间或作痛，午后为甚，且有近十年之偏头痛。目前以右侧为剧，时作悸恈软乏，溲频而沥不尽，苔时厚，尤见于根部，口臭，似感泛酸，睡眠中有呼吸不利感。平时嗜进厚味，脉细劲而弦，进镇痛西药颇久。

【处方】麦冬 90 克，太子参 60 克，沙参 90 克，杏仁 90 克，金石斛 90 克，白芍 60 克，玉竹 60 克，火麻仁 60 克，茯神 120 克，元参 90 克，生甘草 30 克，扁豆 60 克，建曲 60 克，生地 120 克，知母 60 克，泽泻 60 克，大红枣 90 克，秫米 120 克。

【制法用法】上药除太子参另浓煎，于收膏前倾入外，均浓煎去渣，加阿胶 60 克、龟甲胶 60 克、川贝粉 15 克，用白蜜 250 克、冰糖 250 克收膏。每晨以沸水冲饮 1 匙。

【按语】胃、十二指肠溃疡常以胃脘疼痛为主要表现，中医称之为"胃脘痛"，大多由于情志不遂或饮食不节致使脾胃阳虚，运化失常；或肝气郁滞，气机不畅；甚或气滞血瘀，胃络受阻，而产生胃脘部疼痛。

本案属于胃脘痛中的肝胃郁热证。临床表现可有胃脘灼痛，痛势急迫，食入即痛，泛酸嘈杂，口干，烦躁易怒，大便秘结，舌红苔黄，脉弦数。本案患者，就诊时主要是胸闷腹胀，间或作痛，伴乏力、悸怔、口臭、溲频、泛酸等症状。按症情，胃征显于脾征。脾阳不亏，胃有燥火，则肺胃津伤，痞胀不寐，便坚溲沥，诸症蜂集。

古谓九窍不和，皆属胃病，当以降胃为法，不宜苦降下夺，而宜甘凉濡润，使津液回复，通而不痛。用沙参麦冬汤清肺胃，使其专于柔润，故去花粉的苦燥、桑叶的苦辛甘寒，而增太子参、石斛益气养阴，川贝清化肺痰。另加芍药甘草汤酸甘化阴、缓急止痛；麻仁润肠、杏仁降气；更加龟甲胶、阿胶等血肉有情之品养血。全方重在清降柔润，使津生液复，则胃气自降，通则不痛。

12. 班秀文

班秀文 (1920—2014)，男，广西中医药大学教授，国医大师，广西壮族自治区首批硕士研究生导师，全国老中医药专家学术经验继承工作指导老师。从医 60 余年，治学严谨，医德高尚，学验俱丰，擅长治疗内、妇、儿科疑难杂病，对中医经典著作和历代名家学术思想颇有研究。班秀文教授是我国著名的中医妇科专家，在治疗妇科病方面有很高的造诣。

膏方医案　乳癖——肝郁气滞

患者，女，22 岁，未婚。1993 年 9 月 20 日初诊。患者 13 岁月经初潮，既往周期、色量基本正常，经期一般，经期无不适。但自 1992 年 5 月以来，月经开始紊乱，经行前期不定，量或多或少，色暗淡而夹血块。经将行少腹、小腹及乳房胀痛，以左侧乳房为剧，经行之后胀痛减轻，甚或不痛。1993 年以来，经行仍然紊乱，每次经将行则心烦易怒，夜寐不安，少腹、小腹及乳房胀痛剧烈，以左侧乳房为甚，经行之后则痛减。服中西药 (药名不详)，效果不满意。脉弦细，舌苔薄白，舌尖有瘀点。1993 年 8 月经某医院检查诊为左侧乳房小叶增生。

【处方】白芍 100 克，北柴胡 60 克，枳壳 100 克，川芎 100 克，香附 100 克，当归 120 克，蒺藜 100 克，丹参 150 克，益母草 150 克，甘草 100 克，合欢花 100 克，夏枯草 150 克，鸡血藤 200 克，猫爪草 100 克，凌霄花 100 克，炒麦芽 300 克，山楂 200 克，赤砂糖 400 克。

【制法用法】按常规方法熬成膏滋方。早晚各 1 汤匙，开水冲服。

【按语】乳腺增生，多发于中老年女性，是女性常见的妇科疾病之一，发病率极高，在中医中属"乳癖"范畴。临床常以单侧或双侧乳房疼痛、有肿块等症状为主，多在情绪不佳或者经期之前加重，经期结束后又有所减轻，有些患者还会出现乳头痒或者有溢液等症状。乳腺增生不及时治疗还可能导致乳腺癌的发生危险性大大增加，因此，该病应引起重视。

该患为肝郁气滞所致乳癖。女子以肝为先天，肝藏血、主疏泄，女子易生忧郁，肝气极易郁滞不畅。乳腺增生患者常常情绪变化多端，面色凝重，多愁善感，急躁易怒，此时症状容易加重，因此，疏肝理气、调畅气机为治乳癖的重要原则。

本膏方中北柴胡疏肝解郁；臣以香附、枳壳、蒺藜、合欢花调畅中焦气机；白芍、当归养血柔肝；益母草、丹参、川芎活血化瘀；甘草顾护中土为佐药。诸药合用，共奏疏肝理气、活血柔肝之效。患者乳房有鸡卵大小硬块，自当加强软坚散结、疏肝活血之功，守原方加猫爪草、夏枯草、凌霄花及鸡血藤四药。服膏多天后患者气郁血瘀之象已不显，乳房硬结已基本消退。

13. 方和谦

方和谦（1923— ），生于中医世家，12 岁随父行医，19 岁取得医师资格。1954 ～ 1958 年在北京市卫生局任科员。1958 年调入北京中医医院任内科医师、教研组组长，兼任北京中医进修学校伤寒教研室组长。1968 ～ 1999 年任北京朝阳医院中医科主任、主任医师，兼任首都医科大学教授。1993 年享受国务院政府特殊津贴。1991 ～ 2008 年，先后担任第一、二、三、四批全国老中医药专家学术经验继承工作指导老师。1998 年起任中华中医药学会理事、中华中医药学会内科分会学术委员会委员、中华中医药学会仲景学说分会副主委、北京中医药学会理事长、北京市科协常委、北京市红十字会理事等职务。方老对中医呼吸疾病及疑难杂症的诊治有很高的造诣，对传承中医学术作出了巨大贡献。

膏方医案一　中风病中经络（脑梗死）——风痰阻络

李某，女，65 岁。2004 年 7 月 20 日初诊。患者久病体虚，突发语言不利 2 周。患者 2 周前突发语言不利，到我院就诊，被诊断为再发脑梗死。经西医治疗好转。刻下语言不利，左上肢、右下肢运动不利，喝水发呛，大便 5 日未行。舌质淡红，苔薄腻，脉沉弦。

【处方】陈皮 100 克，天麻 100 克，竹茹 100 克，石斛 100 克，钩藤 120 克，菖蒲 60 克，莲子心 50 克，白僵蚕 30 克，桑枝 150 克，薄荷 50 克（后下），麦冬 100 克，火麻仁 100 克，丝瓜络 60 克，生薏米 150 克。

【制法用法】按常规方法熬成膏滋方。早晚各 1 汤匙，开水冲服。

【按语】中风是以猝然昏仆，不省人事，半身不遂，口眼㖞斜，语言不利为主症的病证。病轻者可无昏仆而仅见半身不遂及口眼㖞斜等症状。

本病发病原因有虚有实。虚或因年迈力衰，肾元不固，或形体肥胖，气虚于中，或思虑烦劳，气血亏损。虚损不足，是导致中风的根本原因，以气虚、阴虚最常见。气虚可生痰，又可因气虚运行无力，而血行阻滞；阴虚则可使肝风动越，心火亢盛，而发生中风之病。实多因嗜食肥甘厚味，酒食无度，湿滞酿痰，或因劳倦、忧思，脾失健运，津液内停，聚湿成痰，痰阻经络而发为半身不遂。

本案从风痰论治，对风痰阻络证确有良效，实为风痰卒中，病已成而后治之，非一朝一夕所能恢复，只要治疗投的，扶正祛邪，本患病复，需以时日。方老针对病因病机选方用药，方中钩藤、天麻、僵蚕平肝息风止痉；陈皮、菖蒲化湿祛痰；麦冬、石斛养阴；丝瓜络、桑枝、生薏米通络利关节；竹茹、莲子心清心化痰除烦；火麻仁润肠通便。诸药配合化痰通络，使患肢功能有所恢复。

膏方医案二　胆道系统疾病

患者，女，67 岁。2014 年 4 月 15 日初诊。自诉胸胁苦满疼痛，咽干目眩，头晕，恶心，神疲食少，脉弦直，苔微黄。查体：肥胖体型，上腹广泛压痛，墨菲征（＋＋），在本院行彩超检查，胆囊 74.4mm×28.3mm，壁毛糙，厚 3.9mm，内无明显异常回声，肝内胆管未见明显扩张。

【处方】柴胡 150 克，当归 150 克，白芍 150 克，茯苓 150 克，白术 200 克，党参 150 克，枳壳 150 克，木香 60 克，砂仁 60 克，郁金 200 克，香附 100 克，黄连 100 克，黄芩 150 克，黄柏 150 克，茵陈 300 克，公英 300 克，鸡骨草 150 克，焦三仙各 200 克，鸡内金 100 克，炙甘草 30 克，姜 30 片，枣 50 枚（为引），代赭石 300 克，炒莱菔子 150 克。

【制法用法】按常规方法熬成膏滋方。早晚各 1 汤匙，开水冲服。

【按语】胆囊炎是比较常见的胆道疾病。胆囊炎可以分为急性胆囊炎、慢性胆囊炎、慢性胆囊炎急性发作三种类型。多发于饮食不节及肥胖者。急性发作时主要症状特征有右上腹或剑突下阵发性绞痛、向右肩背放射，且有压痛、反跳痛和腹肌紧张，可伴发热、黄疸。慢性期主要症状特征有上腹不适、右上腹隐痛、腹胀、嗳气、厌食油腻等。胆囊炎、胆石症属中医的"胁痛""结胸""黄疸"等范畴。

本案属于"胁痛"中的湿热熏蒸证。方用当归、白芍滋养血脉以缓腹痛；党参、茯苓、白术、炙甘草健脾益气，以助后天之本；柴胡、香附等疏肝解郁、理气宽中。全方配合严谨，有逍遥散之意，又有所创新，细细玩味，而每有所得。

膏方医案三　反复外感

患者，女，8 岁。2012 年 1 月 4 日来诊。自幼体质羸弱，来时自诉发热，咳嗽，体温在 37.2℃～37.5℃两周余，慢性扁桃体炎，经常由上感而诱发。咽部疼痛。查体：扁桃体Ⅱ度肿大，脉浮数，苔薄白。

【组成】太子参 100 克，茯苓 100 克，白术 100 克，柴胡 100 克，当归 50 克，白芍 100 克，银花 200 克，连翘 100 克，黄芩 100 克，板蓝根 200 克，公英 200 克，地丁 200 克，麦冬 100 克，贝母 100 克，茵陈 150 克，栀子 100 克，玄参 100 克。

【制法用法】按常规方法熬成膏滋方。早晚各 1 汤匙，开水冲服。

【按语】本病案为气虚所致低热，属肺脾两虚。后天失调，人工喂养，或饮食长期失于调理，肺脾两虚，卫外不固，故易反复感冒咳嗽。肺气虚者，毛发黄软，动则多汗，时有咳嗽痰声，心悸气短。脾虚气弱，则面色萎黄乏华，神疲乏力，形体瘦弱。脾虚运化失司则纳果便稀。脾主四末，脾之气阳不足，则四肢欠温。舌淡苔白，脉细弱，均为肺脾两虚之象。症状见易反复感冒咳嗽，面色萎黄乏华，纳呆食少，大便稀薄，形体瘦弱，神疲乏力，四肢欠温，动则多汗，毛发黄软，时有咳嗽，喉中痰声，心悸气短，舌质淡，舌苔白等。

本膏方适用于过劳及久病之后所导致的低热，治宜甘温益气。在和肝汤的基础上加地丁、蒲公英、麦冬、板蓝根、贝母。白芍、当归补虚劳，滋血脉；四君子（党参易太子参）助元气，健脾胃；贝母、麦冬止喘嗽、化痰涎；紫花地丁、蒲公英、板蓝根清热解毒。全方谨守法度，针对性强，患者终因体质改善而收全功。反复外感的患者在用药同时应注意增强体质，适当参加户外活动。避免受凉，特别在季节交替时，及时增减衣服，防止感冒。注意饮食，宜食用清淡富有营养的食物，不吃冷饮、烧烤食品。

14. 裘沛然

裘沛然，国医大师、上海中医药大学和上海市中医药研究院终身教授。裘老长期从事中医教育和中医理论、临床研究，在中医基础理论、各家学说、经络、伤寒温病、养生诸领域颇多见解，对内科疑难病的治疗亦颇具心得，他总结疑难病证治疗八法，力倡伤寒温病一体论，提出养生"一花四叶汤"。裘沛然临床善治疑难杂症，于中医膏方运用方面也有独到经验。

膏方医案　溃疡病——体虚气滞

林某，男，46岁。2006年11月26日就诊。患者有十二指肠溃疡史5年，胃痛反复发作。半年前查胃镜示十二指肠球部见两处溃疡(0.8mm×1.0mm，0.4mm×0.6mm)，采用常规西药治疗1个月后疼痛明显减轻。2个月前因饮食不慎、饮酒过量，致胃痛复作，服中药治疗后，症情略有好转。刻下：胃脘痞满胀痛，饥饿时疼痛更甚，进食稍安，得温痛减，摩腹后疼痛胀满暂得缓解；平素嘈杂泛酸，嗳气频作；畏凉喜温，纳食尚可；大便先干后稀，日行两次；不耐劳累，神疲困倦；面色少华，形体消瘦；脉弦细，舌淡红，苔薄白腻。

【组成】高良姜120克，潞党参200克，制香附120克，炒白术150克，生甘草120克，云茯苓120克，川黄连120克，延胡索200克，全当归180克，轻马勃 45 克 (包)，煅海螵蛸 180 克，煅牡蛎 400 克，荜茇 100 克，大蜈蚣 20 条，北细辛 90 克，香橼皮 90 克，炒枳壳 120 克，佛手柑 45 克，广木香 100 克，紫苏梗 120 克，藿香梗 120 克，川厚朴 120 克，麦冬 150 克，制苍术 120 克，姜竹茹 90 克，淡黄芩 150 克，旋覆花 120 克 (包)，青皮 60 克，生黄芪 250 克，陈皮 60 克，大砂仁 90 克，怀山药 150 克，大熟地黄 180 克，霍山石斛 30 克，太子参 150 克，生晒参 180 克，焦神曲 120 克。

【制法用法】上药和匀，共煎 3 次，取浓汁，加阿胶 200 克、鹿角胶 200 克、冰糖 250 克、饴糖 250 克、陈黄酒 250 克，浓缩取汁，收膏。每晨以沸水冲饮 1 匙。

【按语】本病属中医学"胃脘痛""吐酸""嘈杂"等范畴。多因饮食失调、思虑过度、精神紧张、禀赋不足等综合因素而致病。胃主受纳腐熟水谷，其气以和降为顺，故胃痛的发生与饮食不节关系最为密切。若饮食不节，暴饮暴食，损伤脾胃，饮食停滞，致使胃气失和，胃中气机阻滞，不通则痛；或五味过极，辛辣无度，或恣食肥甘厚味，或饮酒如浆，则伤脾碍胃，蕴湿生热，阻滞气机，以致胃气阻滞，不通则痛，皆可导致胃痛。故《素问·痹论》曰："饮食自倍，肠胃乃伤。"

本膏方适用于体虚伴有气机阻滞的胃痛。本案患者平素体亏，加之饮食不当，导致胃痛缠绵。故设寒温并蓄、攻补兼施之法，以良附丸、不换金正气散、香砂六君子汤、甘草泻心汤等方相合。补脾胃用太子参、黄芪、党参、生晒参等；温中理气用制香附、高良姜、香橼皮、荜茇、陈皮等；清化湿热用黄芩、黄连、川厚朴、云茯苓、制苍术、制半夏等；芳香化湿用紫苏梗、藿香、佛手柑等；制酸用煅海螵蛸、煅牡蛎；降气用旋覆花、竹茹、砂仁等；理气通络止痛用延胡索、广木香、北细辛、大蜈蚣等；滋养胃阴用怀山药、麦冬、霍山石斛等；方中甘草用量达 120 克之多，乃取甘草泻心汤 (即半夏泻心汤加甘草) 之意，重在和胃消痞。综观组方用药，体现了扶正而不碍邪、理气而不伤脾、祛邪而不伤正、和胃而不伤气的中医整体观、恒动观的学术特色。全方灵活化裁，巧妙配伍，颇有章法。

15. 邓铁涛

邓铁涛（1916—2019），男，广州中医药大学主任医师、教授，1938 年 9 月起从事中医临床工作，为全国老中医药专家学术经验继承工作指导老师、广东省名老中医，国家级非物质文化遗产传统医药项目代表性传承人。

邓铁涛从事中医医疗、教学与科研工作 60 多年，对重症肌无力、冠心病、高血压、中风、慢性胃炎、慢性肝炎、肝硬化、糖尿病、红斑狼疮、硬皮病及危重病的抢救等，积累了丰富的诊疗经验，擅长以中医脾胃学说论治临床各系统病证。邓铁涛教授既重视理论又着力于临床，对中医理论有较高造诣，先后对五脏相关学说、脾胃学说、伤寒与温病之关系、中医诊法与辨证、中医教育思想、中药新药开发、医史文献研究、岭南地域医学研究等，提出了很多有价值的学术论点。

膏方医案一　痰瘀闭阻痹证

闫某，男，37 岁。双下肢麻木月余，伴双下肢酸痛，腰骶、臀部疼痛。大便稀溏，反复口腔溃疡、疼痛。精神稍差，胃纳尚可。舌质红，苔根部厚浊，双尺脉弱。腰椎 CT 扫描未见异常。颈椎 CT 扫描示颈椎变性。头颅 CT 扫描示腔隙性脑梗死。

【组成】川芎 100 克，当归尾 60 克，炮桃仁 100 克，黄芪 300 克，地龙 60 克，盐牛膝 100 克，赤芍 100 克，盐杜仲 100 克，墨旱莲 100 克，女贞子 150 克，五指毛桃 300 克，熟地黄 100 克，生地黄 150 克，酒萸萸 100 克，牡丹皮 100 克，山药 100 克，泽泻 100 克，麦冬 100 克，茯苓 100 克，酒黄精 100 克，天冬 100 克，三七 50 克，石斛 100 克，枳实 100 克，黄芩 150 克，枇杷叶 100 克，麦芽 100 克，茵陈 100 克，陈皮 50 克，太子参 100 克，熟党参 100 克，甘草 60 克，阿胶 100 克，龟甲胶 250 克，饴糖 500 克。

【制法用法】除龟甲胶、阿胶、饴糖外，余药浸泡，煎煮，过滤，浓缩，用龟甲胶、阿胶、饴糖收膏。放阴凉处或冰箱冷藏，每日服 2 次，每次 15～30mL。

【按语】本案为痹证痰瘀痹阻型。痛痹的致病原因，外因多与严冬涉水、步履冰雪、久居寒湿之地等，导致风寒湿邪侵入机体有关。内因则主要为脏腑阴阳失调、正气不足。其病机是在正气虚弱的前提下，风寒湿邪以寒邪为主侵袭，痹阻于经络、肌肉、关节，气血运行不畅而发痛痹。

本膏方适用于痰瘀痹阻型。痹症患者以双下肢麻木、疼痛、腰痛、精神稍差为主要表现。患者精神稍差、反复口腔溃疡、便溏，舌红、苔根部厚浊，双尺脉弱，为兼夹肝肾阴虚，气阴两虚，脾胃湿热之象。故以生脉饮、补阳还五汤、二至丸、六味地黄丸、半夏泻心汤为基础组方，集蠲痹通络、益气活血、益气养阴、健脾运湿、滋补肝肾、调畅气机于一方。方剂的组成，主病者为君，故选补阳还五汤益气活血、蠲痹通络为君；用六味地黄丸、生脉饮、二至丸加牛膝、五指毛桃、杜仲、天冬、酒黄精、三七益气养阴，补肝肾以助活血通络为臣；更以半夏泻心汤加枇杷叶、枳实、麦芽、茵陈、陈皮畅达气机、辛开苦降、健脾运湿为佐使；用龟甲胶、阿胶、饴糖收膏，此三者，能补肾强筋骨，填补精血，补脾胃。

临证加减：若痰留关节，皮下结节，可酌加制南星、白芥子以豁痰利气；如痰瘀不散，疼痛不已，酌加炮山甲、白花蛇、蜈蚣、土鳖虫，以搜风散结，通络止痛；痰瘀痹阻多损伤正气，若神疲乏力，面色不华，可加党参、黄芪；肢凉畏风冷者，加桂枝、附子、细辛、防风，以温经通痹。

附：五指毛桃为岭南地区特色药物，又名五爪毛桃、土黄芪、五爪牛奶、南芪等。"五指""五爪"者，均因其叶形而名；"毛桃"者状其果；"牛奶"者谓其果汁。以其与五加皮、黄芪功相似而有土五加皮、土黄芪之名。五指毛桃具有健脾补肺、行气利湿、舒筋活络之功，岭南地区的中医或少数民族民间医生常用其治疗脾虚浮肿、食少无力、肺痨咳嗽、盗汗、带下、产后无乳、月经不调、风湿痹痛、水肿等症。全年均可采收，洗净，切片，晒干。五指毛桃适合于岭南多湿的气候特点，又是药食两用之品，非常适合于膏方中应用。

膏方医案二　鼻炎——肺脾不足

黄某，中年男性，公司主管。2010年10月就诊。患者平素容易反复感冒，有过敏性鼻炎病史多年，多处求医效果不显著。晨起打喷嚏、流清涕症状明显，畏寒，甚者热天仍需穿长袖衣服，天气转凉、入空调房或感冒后以上症状加重。患者初诊时，适逢感冒过后，打喷嚏、流清涕、畏寒，胃纳一般，眠可，二便尚调。舌淡，脉弦。

【处方】山萸肉 150 克，熟地黄 150 克，牡丹皮 100 克，云茯苓 150 克，泽泻 100 克，怀山药 150 克，白术 150 克，北黄芪 200 克，防风 100 克，陈皮 50 克，白芷 80 克，辛夷花 100 克，苍耳子 80 克，桂枝 80 克，巴戟天 100 克，枸杞子 100 克，肉苁蓉 150 克，合欢皮 100 克，熟附子 100 克，夜交藤 150 克，法半夏 100 克，黄连 50 克，黄芩 80 克，金樱子 100 克，肉桂 150 克，细辛 30 克，党参 200 克，桑寄生 150 克，杜仲 100 克，大枣 100 克，鹿角胶 250 克，白术 100 克，龟甲胶 150 克，阿胶 250 克，饴糖 500 克，紫河车 60 克。

【制法用法】除龟甲胶、阿胶、饴糖外，余药浸泡，煎煮，过滤，浓缩，用龟甲胶、阿胶、饴糖收膏。放阴凉处或冰箱冷藏，每日服 2 次，每次 15～30mL。

【禁忌】体质健壮、疾病急性期或活动期、感冒或消化不良时，不宜服用膏方。

【按语】过敏性鼻炎中医称为鼻鼽或鼽嚏。鼽即鼻出清涕，嚏乃鼻中因痒而气喷作于声。"肺开窍于鼻"，中医认为过敏性鼻炎多因脏腑功能失调，再加上外感风寒、异气之邪侵袭鼻窍而致。脏腑功能失调又以肺、脾、肾之虚损为主。因此，只要通过温补肺脏、健脾益气、温补肾阳或滋养肾阴等方法进行调理，提高患者抗病能力，就可以改善病情。

本膏方适用于肺脾两虚型鼻炎。其症状特点为：鼻塞鼻胀较重，鼻涕清稀或黏白，淋漓而下，嗅觉迟钝，双下鼻甲黏膜肿胀较甚，苍白或灰暗，或呈息肉样变。若患病日久，反复发作，平素常感头重头昏，神昏气短，怯寒，四肢困倦，胃纳欠佳，大便或溏，舌质淡或淡胖，舌边或有齿印，苔白，脉濡弱。

因此，治以补脾益肺为主，方中黄芪固表实卫，大补肺脾之气；脾为肺之母，虚则补其母，白术补中实土以生金；防风使邪去而表自安，且补中有散，发而不伤正；党参健脾益气，增强补脾气。现代研究表明，玉屏风散加减有提高免疫力，抗过敏反应的作用，临床疗效得到很多证实。龟甲胶滋补肾阴，为阴中求阳；山萸肉补肝养肾，熟地黄滋阴补肾，填精益髓，山药健脾固肾，三药配伍可养肝、滋肾、益脾，脾、肝、肾三阴并补；佐以牡丹皮、泽泻、茯苓利水泻火渗湿，还可防熟地黄的滋腻。方以补肾为主，实现了先后天同补的功效，这正好切中了鼻鼽的病因病机。同时加入肉桂、熟附子、鹿角胶、杜仲、紫河车等药物以阴阳双补，大补肾阳，调补肾气；加入桂枝温通经脉，促进阳气运转；大枣调和营卫，治疗本病之本。用法半夏调和脾胃气机，辛开苦降，使清升浊降，气机调畅，气血、阴阳、脏腑功能恢复正常；黄芩降热结以和阳，阴阳调节。

本病案能取得疗效，是因为辨证清晰，选方正确，整个膏方抓住了患者的本，肾阳不足、后天脾气亏虚，又治疗其标，肺气不足、卫外不固，阴阳双补，固护卫气，所以取得了很好效果。

16. 邹燕勤

邹燕勤（1933— ），国医大师，江苏省中医院肾科学术带头人，南京中医药大学附属南京博大肾科医院名誉院长，南京中医药大学博士研究生导师。1962 年开始从事中医药临床工作至今。邹燕勤师承其父一代名医、我国中医肾病学创始人邹云翔。她创立并倡导以"保肾气"为核心的、系统而独特的邹燕勤治肾学术思想体系，提出新观点、新治法 10 多项，引领业界前行。

膏方医案一　糖尿病

龚某，男，57 岁。2008 年 12 月 5 日初诊。糖尿病 5 年，服二甲双胍，血糖略高，现时有乏力，易疲劳，形偏瘦，二便尚调，口渴饮不多，纳谷可，寐安。舌质红，舌边略有齿印，苔薄黄，脉缓。咽红，有慢性咽炎史，血压、肝肾功能、血脂、血尿常规均正常。

【处方】生黄芪 300 克，太子参 300 克，党参 300 克，山萸肉 120 克，怀山药 200 克，制黄精 200 克，女贞子 150 克，制首乌 200 克，桑葚子 100 克，麦冬 150 克，天冬 150 克，北沙参 150 克，南沙参 150 克，石斛 200 克，熟地 80 克，生地 80 克，玄参 100 克，天花粉 100 克，鬼箭羽 200 克，生石膏 150 克，地骨皮 200 克，虎杖 150 克，地锦草 200 克，丹参 200 克，赤芍 200 克，川芎 100 克，红花 100 克，怀牛膝 150 克，桃仁 60 克，续断 150 克，狗脊 150 克，桑寄生 150 克，功劳叶 150 克，仙茅 60 克，仙灵脾 100 克，蛇床子 200 克，巴戟天 60 克，韭菜子 250 克，紫河车 100 克，白果 100 克，鹿角片 50 克，射干 100 克，辛夷花 100 克，银花 60 克，白芷 100 克，枳壳 100 克，车前草 200 克，佛手 100 克，砂仁 150 克 (包，后下)，香橼皮 60 克，核桃仁 150 克，银耳 150 克，莲子 200 克，百合 250 克，龟甲胶 100 克，阿胶 250 克，木糖醇 300 克。

【制法用法】除龟甲胶、阿胶、木糖醇糖外，余药浸泡，煎煮，过滤，浓缩，用龟甲胶、阿胶、木糖醇收膏。放阴凉处或冰箱冷藏，每日服 2 次，每次 1 勺。

【按语】糖尿病属于中医消渴的范畴。消渴是以多饮、多食、多尿、身体消瘦为特征的一种疾病。中医认为，饮食不节、情志失调、劳欲过度、素体虚弱等因素均可导致消渴。其病机特征是阴虚燥热，以阴虚为本，以燥热为标，且两者互为因果，燥热甚者则阴虚越甚，阴虚甚者则燥热越甚。

因此糖尿病宜从气阴两虚证辨治，其症状表现为乏力、气短、自汗，动则加重，口干舌燥，多饮多尿，五心烦热，大便秘结，腰膝酸软，舌淡或舌红暗，舌边有齿痕，苔薄白少津，或少苔，脉细弱，治当益气养阴为主。

治疗膏方选用制黄精、玉竹、生黄芪、枸杞子、制女贞，护胃为先，并结合病人特质随症加减。如脾胃有虚寒者，治宜温胃，可选党参、黄芪；若脾胃气虚兼有湿热者，当以益气清化为主，配以茯苓、薏苡仁；兼有胃失通降、和降者，佐以通降，如莱菔子、决明子、代赭石、旋覆花、陈皮、法半夏、姜竹茹等；兼有脾失健运者，辅以助运，如怀山药、焦神曲、焦谷麦芽等；若有夜寐不安者，合以安神，如夜交藤、百合、茯神、熟枣仁、合欢皮、牡蛎等；若情志不悦者，加以解郁，如玫瑰花、制香附等。即使纳谷尚可，邹师也在膏方中配以枳壳、香橼皮、佛手、焦谷麦芽之属，以行气醒脾，护胃助运，固护后天。

膏方医案二　肾炎——气阴两虚夹湿

傅某，男，52 岁。2007 年 1 2 月 6 日初诊。有蛋白尿伴红细胞尿史近 2 年，服汤剂治疗。尿常规：尿蛋白（＋），红细胞 6.7 万 /mL，多形型。血压、血脂、血糖正常，纳谷尚可，大便调，寐差，舌红，苔薄黄，脉细。

【处方】生黄芪 300 克，太子参 300 克，怀山药 300 克，党参 300 克，炒白术 60 克，茯苓 200 克，生苡仁 200 克，芡实 200 克，南沙参 150 克，扁豆 200 克，鹿角片 100 克，功劳叶 100 克，紫河车 100 克，仙鹤草 300 克，生槐花 150 克，荠菜花 30 克，泽泻 150 克，泽兰 150 克，石韦 150 克，车前子 150 克（包），大蓟 150 克，小蓟 150 克，麦冬 150 克，茜草 150 克，石斛 200 克，首乌 200 克，玄参 100 克，生地 100 克，熟地 100 克，肥玉竹 200 克，制黄精 150 克，女贞子 200 克，当归 150 克，桑葚子 200 克，白芍 100 克，赤芍 100 克，谷精草 150 克，枸杞子 100 克，续断 150 克，狗脊 150 克，桑寄生 150 克，杜仲 150 克，肉苁蓉 100 克，巴戟 100 克，仙灵脾 150 克，韭菜子 150 克，蛇床子 150 克，菟丝子 150 克，丹参 200 克，白茅根 300 克，川芎 100 克，制僵蚕 100 克，青风藤 100 克，射干 100 克，瘪桃干 300 克，糯根须 300 克，枳壳 100 克，焦谷 200 克，麦芽 200 克，佛手 100 克，荷叶 200 克，西洋参 150 克，炙甘草 30 克，冬虫夏草 40 克，桂圆肉 150 克，红枣 150 克，核桃仁 200 克，莲子 200 克，银耳 100 克，百合 150 克，龟甲胶 150 克，阿胶 250 克，冰糖 500 克。

【用法】早晚各一汤匙，空腹开水冲服。

【功用】益气养阴。

2008 年 12 月 5 日复诊，服上述膏方后，精神佳，纳谷可，病情稳定，脉细，苔根黄腻，在前方基础上加青葙子 150 克，制苍术 100 克，杭菊花 60 克，炒白术加至 100 克，陈皮 100 克，法半夏 60 克，水牛角片 150 克，收膏药龟甲胶减为 100 克。

【按语】慢性肾炎，即慢性肾小球肾炎的简称，以蛋白尿、血尿、高血压、水肿为基本临床表现，起病方式各有不同，病情迁延，病变缓慢进展，可有不同程度的肾功能减退，具有肾功能恶化倾向并最终发展为慢性肾衰竭的一种肾小球疾病。其日久病深，无形之邪热和有形之水湿结合，遏阻三焦，中侵伤脾，下注伤肾，湿愈困则脾愈弱，热愈甚则阴愈耗，脾肾气阴俱虚，导致"升降""开阖"异常，当升不升，当降不降，当藏不藏，当泻不泻，于是大量尿蛋白丢失，血浆白蛋白降低。湿浊滞留脉中，引起血胆固醇高。里热灼阴，络脉受损，虚阳上扰，引起高血压及血尿。肾府失养，腰部酸楚。其特点为双下肢浮肿，面色无华，少气乏力，易感冒，午后低热，或手足心热，口干咽燥，舌红少苔，脉细弱。

本膏方适用的慢性肾炎证属气阴两虚夹湿证型，其治以健脾益气，滋养肾阴。方选参芪地黄汤加减，药用黄芪、太子参、生地、女贞子、丹皮、茯苓等。

所举之例，均有大列补肾之品，或补其阳，或补其阴，或阴阳双补，以冀填精补元，固其根本。补肾气常用续断、黄芪、桑寄生、杜仲、狗脊、怀牛膝；补肾阴常用熟地、生地、女贞子、山萸肉、制首乌、枸杞子、制黄精、百合；补肾阳每遣仙茅、仙灵脾、菟丝子、鹿角片、巴戟天、紫河车、锁阳、肉苁蓉、蒺藜等。邹师同时指出，辨证是用药治病的根本，切不可一味蛮补，必须在辨证基础上补肾，如无辨证，则方失其意也。其补多为平补或清补，如熟地之类用量多较小，一般 60 克、80 克，不超过百克；或补中多参以渗利湿浊、清解余邪之品，如茯苓、苡米、白茅根等。

膏方医案三 更年期综合征

金某，女，53 岁，2008 年 12 月 19 日初诊。月经已紊乱，每月 2 次，或两月不潮，头晕耳鸣时作，胸闷，夜间汗出阵阵，舌边齿印，苔薄黄，脉细，血压 130/96mmHg。

【组成】生黄芪 380 克，太子参 380 克，生苡米 200 克，党参 380 克，茯苓 200 克，山药 200 克，怀芡实 200 克，制黄精 200 克，山萸 100 克，玉竹 200 克，女贞子 200 克，制首乌 200 克，桑葚子 200 克，麦冬 150 克，天冬 150 克，北沙参 150 克，南沙参 150 克，生地 100 克，潼蒺藜 100 克，白蒺藜 100 克，熟地 60 克，当归 200 克，白芍 100 克，赤芍 200 克，灵磁石 300 克，桑寄生 150 克，续断 150 克，狗脊 150 克，怀牛膝 150 克，杜仲 200 克，仙灵脾 150 克，菟丝子 200 克，仙茅 100 克，巴戟天 100 克，紫河车 120，鹿角片 100 克，肉苁蓉 150 克，川芎 150 克，锁阳 150 克，丹参 200 克，决明子 120 克，全瓜蒌 150 克，炙远志 100 克，薤白 100 克，益母草 100 克，降香 20 克(包，后下)，瘪桃干 300 克，龙骨 400 克，糯根须 300 克，牡蛎 400 克，白果 60 克，浮小麦 300 克，车前草 200 克，生山楂 150 克，干荷叶 200 克，玫瑰花 10 克，枳壳 100 克，制香附 120 克，佛手 10 克，砂仁 15 克(包，后下)，香加皮 100 克，焦谷芽 200 克，麦芽 200 克，冬虫夏草 30 克，西洋参 200 克，红枣 200 克，莲子 200 克，桂圆肉 150 克，银耳 150 克，阿胶 200 克，百合 250 克，鹿角胶 100 克，蜂蜜 150 克，龟甲胶 100 克，冰糖 500 克。

【用法】早晚各一汤匙，空腹开水冲服。

【功用】补肾养心。

【按语】女性更年期综合征，多见于 46～50 岁的女性，是指女性在绝经前后，由于性激素含量减少导致的一系列精神及躯体表现，如植物神经功能紊乱、生殖系统萎缩等，还可能出现一系列生理和心理方面的变化，如焦虑、抑郁和睡眠障碍等。本病在中医上多受年老体衰、肾气虚弱或产育、精神情志等因素的影响，而致阴阳失衡，引起心、肝、脾、肾等脏腑功能紊乱所致。故肝肾阴虚，阳失潜藏, 亢逆于上, 是本病的主要病机。

本病案属于更年期心肾不交、心肾两虚型。由于肝肾亏虚, 肾水不足, 不能上济于心, 心火过旺不能下降于肾, 故出现心肾不交, 神失所养等症状。其典型表现为心悸, 怔忡, 虚烦不寐, 健忘多梦, 善惊易恐, 咽干, 潮热盗汗, 腰酸腿软, 小便短赤, 舌红苔少, 脉细数而弱等。

本膏方适用于肾阴不足、心火扰动, 使心肾两脏失去协调关系所致的更年期综合征。本案除了调和阴阳失调外, 亦应用较多养血之品, 如当归、熟地、白芍、首乌、桑葚子、黄精等。并发有盗汗者, 重用糯根须、瘪桃干、龙骨、牡蛎以收敛固汗; 并有咽炎者, 加玄参、银花、射干、辛夷花以养阴清热; 血糖高者, 常合以地锦草、天花粉、鬼箭羽、生石膏、地骨皮、虎杖等清热生津; 如有心慌胸闷者, 合以川芎、丹参、全瓜蒌、炙远志、薤白、降香等养心和络、宽胸行气。

17. 王绵之

王绵之 (1923 — 2009), 男, 汉族, 为江苏省南通市一中医世家的第 19 代传人。他 1938 年从父王蕴宽受业, 1942 年正式悬壶。

王绵之从事中医医疗、教学、科研 60 余年, 他坚持理论与实践结合, 重视中医药学与现代科学结合, 主张寓防于治, 精于脏腑气血辨证与遣药组方, 擅治内、妇、儿科疑难病证和外感热病。经他用药调治之后, 皆效如桴鼓。他强调人以五谷为养, 而又生活在现代社会中, 故临证当重视脾胃功能与情志影响。治外感与有形之病, 祛邪为主, 但不可伤胃气; 治内伤, 必先明脏腑气血。老年病以心脾肾为主, 小儿病要注重调补脾胃。妇女病当重视调经以肝脾肾为先, 经期活血祛瘀, 效捷且不伤好血。在多年的医疗实践中, 他深切体会到: "对待病人不仅要看到他的生物性, 更要看到他的社会性; 不仅要把他看成是生物的人, 更要把他看成是社会的人。" 这样才能根据每个病人的不同特点, 遣药组方, 达到 "药与病合" "药与人合"。这种观点与近年来西方提出的 "生物 – 心理 – 社会" 现代医学模式不谋而合。

膏方医案 咳血

盛某，女，已婚，上海市。咯血多年，遇劳辄发，多言亦发，发则盈口盈盂，血色鲜红。周身常见瘀斑，时为烦热，嗜卧多梦。月经量多，其行如崩，不耐劳。望其面色㿠白，舌淡苔薄而润，脉细弱而涩。

【组成】龙眼肉 240 克，炙绵芪 180 克，北沙参 180 克，土炒白术 150 克，粉归身 150 克，苦百合 180 克，陈皮 120 克，桔梗 60 克，白茯苓 240 克，炒扁豆 240 克，炒五味子 120 克，炒枣仁 180 克，煨广木香 90 克，炒白芍 180 克，炙远志 90 克，阿胶 120 克（另炖化兑入），大生地 240 克。

【制法用法】上药十七味，除阿胶外，水煎 2～3 次，每次煮沸两三小时，去渣取汁，加白糖 500 克收膏。每日早晚各用开水冲服 15 克。经期照服，感冒暂停。服药期间，尚希慎起居，惜精神，以匡药效而促本原之复，是所至嘱。

【按语】咳血，是肺络受伤引起的病证，血由肺及气管外溢，经口咳出，从而表现出痰中带血，痰血相间，或者纯血鲜红，中间夹杂泡沫等症状，其均称为咳血。多见于支气管扩张、急慢性气管 - 支气管炎、肺炎、肺癌、肺结核等病。

中医膏方治疗咳血，应掌握以下几个原则：其一，澄源、塞流为先。如热迫血妄行，当先凉血安营；若属血瘀，则当活血行瘀。其二，治血当治气。气为血之帅，治血先治气，气滞当行气化滞，虚则宜补气摄血。其三，治血应当治火。实证泻火，釜底抽薪，火去则营自安，虚证宜滋阴降火，虚火降则血自止。

本病案属于气不摄血型咳血。气不摄血以出血和气虚证共见，气为血之帅，其能统摄血液使其能正常循行于经脉之中。如气虚统摄无权，致使血液离经外溢，则见咳血久延不愈；气虚则出现气短、倦怠乏力，血虚则面色无华。舌淡、脉细弱是气血皆虚之象。故其特点为：痰中带血，色淡量少，迁延缠绵，气短难续，面色苍白，体倦乏力，头晕目眩，耳鸣心悸，脉虚乏力等。

本膏方以益气摄血、健脾养血之法，针对其症状进行治疗，方用拯阳理劳汤加减。黄芪、白术益气健脾，枣仁、远志宁心安神，当归、龙眼肉补血养心，木香行气舒脾，佐使补气血之药，使全方流动活泼、补而不滞，以枣为引，调和脾胃，以资生化，更能发挥其补益气血，健脾养心之功。

第六章　膏方应用与实战

第一节 膏方应用

1. 膏方应用原则

开具膏方处方的思路与普通中药汤剂相似，需结合患者的四诊资料、结合病史，辨证论治，因人而异。在治疗疾病方面，膏方长于扶正、补虚，其攻逐实邪之力较汤药弱，而膏方的独特之处在于其攻补兼施之力。对于慢性疾病迁延不愈者，膏方以补益正气药物为体，以攻逐邪气药物为神，药力显著但无峻猛伤正之嫌，能起沉疴、疗久疾。

急症、危重症患者则不宜服用膏方。首先，膏方制膏流程复杂，往往需要2～3天才能制备完成，对于急性病的治疗并不具有时效性；其次，膏方无论荤素，其成膏药物多以蜜、胶、酒等为主，易阻滞气机、助长邪气。因此，膏方不作为急病、危重患者的首选中医治疗手段。

2. 膏方的应用技巧

在开具膏方时，应结合患者病史。如有糖尿病、糖耐量减低的患者，应选择木糖醇、琼脂等作为首选收膏剂，以免过量的蜂蜜、冰糖引起患者血糖异常升高；如有高脂血症的患者，应避免应用过量的阿胶、鹿角胶等胶类药物，以免升高血脂水平。同时，开具处方前应详细询问患者有无中药过敏史，以免患者服药后出现过敏等严重不良反应。

在服药过程中，如患者有痰瘀、气滞、血瘀等征象，可在服膏方前给予患者1～2周的汤药以化痰理气、活血化瘀，调整气血阴阳平衡，使膏方药力尽显，提高疗效。同时，每服膏方的疗程不宜过长，以1～2个月为宜，患者服完一方应复诊其舌脉、询问其症状，由医生决定是否继服膏方或以汤药调整。

在药物服用方法上，对于滋补黏腻的膏滋，应以黄酒调服，以酒温散之性，行气血以助药力，以防壅塞气机；对于用药偏于寒凉的膏方，应在餐后半小时服药，以防损伤脾胃阳气；对于健脾和胃的膏方，应空腹服用以增强药力；对于滋阴润燥、清热除烦的膏滋，每日服药量应有所不同，晨起服药量应少，午后及傍晚、睡前服药量应多，以顺应阴阳变化之规律。除此之外，还有许多种类的膏方，其服用最佳方法仍应在中医师指导下进行。

3. 如何开具一张合格的膏方处方

首先，应详细询问患者不适症状、持续时间、既往病史、用药史、过敏史以及月经、胎产等个人情况，尽可能丰富患者的病情资料；第二，详查舌脉，结合病例资料对患者进行初步辨证；第三，根据患者疾病、证型遣方用药，分明主次，一般用药以 20 ～ 30 味为宜；第四，根据患者疾病及体质情况，选取最佳的成膏剂，一般以 3 ～ 5 味为宜；最后，检查处方中是否有涉及十八反、十九畏等禁忌用药，调整药物用量。

第二节　心系疾病

1. 冠心病——稳定型劳力性心绞痛

赵某，女，78 岁。2015 年 10 月 30 日初诊。发病节气：霜降。

主诉：反复发作性心前区疼痛 2 年，加重 1 周。

现病史：患者 2 年前因劳累（或者活动后）出现心前区疼痛，呈压迫性，向肩背部放射，持续 5 ～ 10 分钟，休息后缓解，未进行系统诊治。1 周前，患者因劳累再次出现心前区疼痛，呈压榨性，伴有烧灼感，向左侧后背部放射，伴有心悸、焦虑、汗出，舌下含服硝酸甘油后 1 ～ 2 分钟缓解。近两天来患者胸痛症状反复发作，性质同前，现为求中医诊治，遂来我门诊处就诊。现症见前胸闷痛，夜间加重，并伴有气短，肢体沉重，神疲乏力，时有头晕、前额头痛，偶有干咳，纳可，睡眠欠佳，小便可，大便干燥，无汗出，无恶心、呕吐。

既往史：高血压病史 20 余年，最高达 200/110mmHg，平素口服拜新同控制血压，血压控制在 130 ～ 140/80 ～ 90mmHg。否认糖尿病病史。

查体：T 36℃，P 97 次 / 分，R 18次 / 分，BP 170/110mmHg。律齐，心音正常，无心脏杂音，无心包摩擦感。舌红苔白边暗，脉细弦。

辅助检查：血清总胆固醇 6.86mmol/L，低密度脂蛋白胆固醇 4.56mmol/L。心电图示：窦性心律，P 98 次 / 分。

中医诊断：胸痹（痰瘀互结型）。

西医诊断：冠心病——稳定型劳力性心绞痛；高血压病 3 级，极高危。

中医辨证辨病依据：本例中医属"胸痹"范畴，患者长期情志不畅，忧思伤脾，脾虚气结，运化失司，酿湿生痰，又脾虚津液运行不畅，聚而为痰，痰阻气机，气血运行不畅，心脉痹阻，发为胸痹。又因经云"年四十而阴气自半"，患者年迈体虚，肾气渐衰，元阴一亏，元气化源不足，出现气阴两亏的病理机制，气虚则心脉鼓动无力，气血运行滞涩不畅，发为心痛，阴虚则不能滋养于心，阴亏则火旺，灼津为痰，痰热上犯于心，心脉痹阻，发为心痛。患者症见胸痛，痛有定处，舌边暗等，乃血行瘀滞，胸阳痹阻，心脉不畅之征，伴有胸闷气短，肢体沉重，神疲乏力，乃脾虚湿盛之候。治疗当以健脾化湿，活血通脉为主。

治疗：西药予以拜阿司匹林、瑞舒伐他汀、拜新同、厄贝沙坦、琥珀酸美托洛尔口服以对症治疗。中药予以清肝降压胶囊 3 粒，日 3 次口服，以控制血压。该患者属痰瘀互结型胸痹，治疗当以健脾化湿，活血化瘀为主。

【膏方】黄芪 250g，当归 100g，黄精 200g，枸杞子 200g，桔梗 100g，生地 100g，桂枝 100g，葛根 200g，寄生 200g，丹参 200g，瓜蒌 200g，薤白 200g，红花 100g，天麻 150g，钩藤 200g，泽泻 200g，白术 200g，川芎 150g，牛膝 200g，草决明 300g，菊花 100g，丹皮 150g，夏枯草 100g，陈皮 150g，半夏 60g，茯苓 200g，胆草 100g，菖蒲 200g，胆南星 200g，杜仲 200g。

上方诸药用清水隔宿浸泡，武火煮沸后，去渣取汁，再用文火浓煎 2 小时，再予龟甲胶 100g、阿胶 50g、黄酒 500mL、蜂蜜 100g 加入上方中，用小火煎熬至黏稠滴水成珠为度。每天早晚各服 1 匙，开水冲服。嘱患者服用膏方期间，注意气候变化，避免感冒，忌饮茶、咖啡，低盐低脂饮食。服用一月后复诊。

【二诊】2015 年 12 月 5 日来诊，服用一料膏方之后，患者胸部闷痛，气短，肢体沉重，神疲乏力等症状明显减轻，头晕、头痛症状消失，睡眠质量亦有所改善，大便也较前通畅，舌红苔白，脉弦细。心率 78 次 / 分，血压 135/90mmHg。复查心电图：窦性心律。患者心率降至正常，倍他乐克减量至 1/4 片口服，另外，调整膏方，在前方基础上加入柏子仁 100g 以润肠通便。嘱患者保持心情平静愉悦，注意生活起居，饮食宜清淡，勿食过饱，多吃水果及富含纤维素的食物，保持大便通畅，勿剧烈运动，并且规律服用降压药，定期监测血压。

【**按语**】患者病程日久，虽有血脉瘀阻，但实为本虚标实之象，仍适合膏方调治。首先，本案患者胸痹非胸阳不振所致，且其心绞痛发作不频繁；其次，本患者虽有血脉瘀滞之表现，但其根本在于气血不足所致的脉道滞涩，无以荣养，此类患者应使用膏方以气血双补。方以血府逐瘀汤加减，祛瘀通脉，行气止痛，用于治疗胸中瘀阻，血行不畅，川芎、丹参、红花、当归以行气活血，桔梗以调畅气机，生地、丹皮以清热凉血。患者气短，肢体沉重，神疲乏力等脾虚湿盛之征，故方中重用黄芪以益气。方中以瓜蒌薤白半夏汤合二陈汤，二者均能温通豁痰，前者偏于通阳行气，用于治疗痰阻气滞，胸阳痹阻，后者偏于燥湿化痰，理气和中，用于治疗脾虚失运，痰阻心窍，其中瓜蒌、薤白以化痰通阳，行气止痛，半夏、胆南星以燥湿化痰，茯苓以健脾益气，石菖蒲、陈皮以理气宽胸。患者时有头晕、前额头痛等症状，遂方中加入葛根以治疗阳明头痛，天麻、钩藤以平肝潜阳息风，夏枯草、草决明、菊花、胆草以清热解毒，平肝明目。又因患者有腰膝酸软等肾阴亏虚之候，遂方中加入杜仲、牛膝、黄精、枸杞子、桑寄生以补益肝肾，加入龟甲胶收膏来滋阴益肾潜阳。另外，草决明亦有利水润肠通便之功，患者症见大便干，加之配合，以改善症状。膏方中使用蜂蜜、阿胶等配料收膏，其营养价值亦可提高膏方的调补疗效。

【**注意事项**】需要注意的是，关于活血化瘀法的应用。以活血化瘀法治疗胸痹不失为一个重要途径，但应讲究辨证施治，并非单纯地活血化瘀。临床治疗应注意在活血化瘀药物中配伍益气养阴、化痰理气之品，辨证配伍用药。活血化瘀药物临床上主要选用当归、丹参、赤芍、牛膝、川芎等。破血活血之品，如水蛭、没药、乳香等，虽然亦有止痛的效果，但是容易耗伤正气，使用时应该谨慎，不可久用。使用此类药物时，一定要注意观察患者有无出血倾向，一旦发现此征象，需要立即停止使用，并且予以相应止血处理。

2. 高血压

张某，男，76岁。2015年12月24日初诊。发病节气：小寒。

主诉：反复头晕、头痛3年余，加重1天。

现病史：患者3年前无明显诱因出现头晕、头部闷痛等症状，呈持续性，下午为甚，时常感觉疲倦，无恶心、呕吐等症状，于外院就诊，测量血压为180/110mmHg，诊断为"高血压病"，予以降压药口服治疗（具体药物患者叙述不详），未规律服药，最高血压达200/110mmHg，未系统监测血压。1天前，患者无明显诱因再次出现头晕、头痛等症状，较前有所加重，头晕持续不缓解，头顶部闷重疼痛，现为求中医诊治，来我门诊处就诊。现症见头晕头痛，头重如裹，困倦乏力，伴有胸脘满闷，肢体沉重，少食，不寐多梦，耳鸣目涩，五心烦热，腰膝酸软，二便尚可，无恶心、呕吐，无心悸、气急，无视物旋转，无晕厥、昏迷。

既往史：脑梗死病史6年；否认糖尿病病史。

查体：T 36.2℃，P 64次/分，R 18次/分，BP 180/100mmHg。左侧鼻唇沟变浅，双肺呼吸音粗，未闻及干湿啰音，心率64次/分，律齐，各瓣膜听诊区未闻及病理性杂音，腹部平坦，双下肢无水肿，舌淡红苔白腻，脉沉细。

辅助检查：心电图示窦性心律，P 64次/分；随机血糖6.8mmol/L。

中医诊断：眩晕（痰浊上蒙，肝肾阴虚型）。

西医诊断：高血压病3级（极高危）；脑梗死后遗症期。

中医辨证辨病依据：本病中医属"眩晕"范畴，眩晕的病因主要有外邪、饮食、体质、情志、外伤、年龄等方面。如《类证治裁·眩晕》所言："良由肝胆乃风木之脏，相火内寄，其性主动主升。或由身心过动，或由情志郁勃，或由地气上腾，或由冬藏不密，或由高年肾液已衰，水不涵木，以致目昏耳鸣，震眩不定。"其病性有虚有实，属虚者，如阴虚致肝风内动，精亏使髓海不足，血虚令脑失所养，均致眩晕。属实者，痰浊遏阻，上蒙清窍，或者瘀血阻络，经脉痹阻，亦可形成眩晕。该患者证属虚实夹杂证，患者为老年男性，已近耄耋之年，中医讲"肾为先天之本，主藏精生髓，脑为髓之海"，年高肾精亏虚，髓海不足，无以充盈于脑，导致髓海空虚，发为眩晕，又因年老体虚，脾胃功能减弱，脾胃虚弱，健运失司，水湿壅遏内停，积聚为痰，痰湿中阻，清阳不升，头窍失养，遂致眩晕。张仲景认为，痰饮是眩晕最主要的致病因素，《丹溪心法·头眩》中亦云"无痰则不作眩"，可见，痰湿亦是导致眩晕的重要病理因素。症见头晕，头重昏蒙，困倦乏力，胸脘满闷，肢体沉重，食少，乃痰湿中阻之征，睡眠欠佳，失眠多梦，五心烦热，耳鸣目涩，乃肝肾阴虚之候，治疗当以补虚泻实，调整阴阳。虚者当以滋养肝肾、益气补血，实者当以祛痰降浊。"祛痰降浊，滋补肝肾"乃本案例的治疗核心。

治疗：西药予以贝尼地平、厄贝沙坦口服以降压治疗。中药处膏方进行综合调理。该患者属痰浊上蒙，肝肾阴虚型眩晕，治疗当以祛痰降浊，滋补肝肾为主，并处膏方如下：

【膏方】丹参300g，当归200g，川芎200g，地黄200g，黄芪200g，黄精200g，白术200g，白芍200g，赤芍200g，牛膝200g，炙草100g，天麻150g，姜半夏60g，葛根200g，薤白200g，桃仁200g，决明子200g，佛手200g，焦山楂200g，瓜蒌200g，陈皮150g，菊花100g，杜仲200g，丹皮150g，钩藤200g，茯苓200g，川连60g，桂枝100g，神曲150g，党参150g，麦冬200g，五味子100g。

上方诸药用清水隔宿浸泡，武火煮沸后，过滤，去渣取汁，微火浓缩，再加入龟甲胶60g，阿胶100g，黄酒500mL，蜂蜜100g于方中，于收膏时趁热冲入膏中，缓缓调匀。每天早晚各服1匙，开水冲服。嘱患者服用膏方期间，注意气候变化，避免感冒，如果遇伤风、停食，请暂停服用。忌饮茶、咖啡以及辛辣厚腻之品，低盐低脂饮食。服用1个月后复诊。

【二诊】2016年2月2日来诊，服用1个月的膏方后，患者头晕、头痛等症状明显减轻，胸脘满闷、肢体沉重、腰膝酸软、五心烦热等症基本消失，饮食状态渐佳，但夜寐仍差，舌淡红，苔白，脉沉细。测患者心率为66次/分，血压为130/90mmHg，心电图示窦性心律。患者治疗有效，继续之前的膏方治疗，在前方基础上加入柏子仁100g、酸枣仁100g以养心安神。嘱患者继续低盐低脂饮食，少食肥甘醇厚以及过咸伤肾之品，戒烟限酒为佳，另外保持良好的心情，起居有时，适当运动，勿剧烈运动，并且规律服用降压药，定期监测血压。

【按语】本患者头晕因清窍不通、清阳不升所致，本虚而标实，对于里虚者，宜投膏方调补。方以半夏白术天麻汤为主方进行加减，陈皮、半夏以健脾燥湿化痰，白术、茯苓健脾化湿，天麻化痰息风，止头眩，瓜蒌、佛手清热化痰。诸药合用，以祛湿化痰、健脾和胃。兼见困倦乏力等气虚证候，遂加入党参、白术、黄芪以益气健脾。又因中医讲求"久病入络"，因此无论是否有血瘀证的症状，均可以加入一些活血化瘀之品，以获得更好的疗效，方中加入牛膝、桃仁、丹皮、赤芍、川芎、丹参等药物以活血祛瘀，当归养血活血。患者症见失眠多梦、腰膝酸软、耳鸣目涩、五心烦热等肝肾阴虚之热象，遂方中加入清热燥湿、泻火解毒的川连配以生地、龟甲、麦冬、五味子等养阴生津的药，用于治疗阴虚火旺之征象，决明子、菊花以清肝泻火明目，牛膝、杜仲以补益肝肾，天麻、钩藤以平肝潜阳息风。方中加入焦山楂、神曲以防止膏方滋腻。方中同样使用蜂蜜、阿胶等配料收膏，在具有营养价值的同时，亦可提高膏方的调补疗效。诸药合用，疗效甚佳。

3. 心力衰竭（心功能Ⅳ级）

刘某，女，88岁。2015年11月19日初诊。发病节气：立冬。

主诉：反复心悸胸闷气短4年，加重伴不能平卧3天。

现病史：患者4年前无明显诱因出现心悸、胸闷、气短等症状，不能平卧，休息后可缓解，就诊于当地医院，经检查，诊断为"心力衰竭，冠心病"，予对症治疗后症状好转。此后上述症状时有发作，平素自服丹参滴丸等药物。3天前，患者于受凉后心悸、胸闷、气短症状加重，且发作较前频繁，伴有喘促，夜间不能平卧，咳嗽，咯黄痰，于家中自服地红霉素等抗生素治疗后症状未见明显缓解，现为求中医诊治，来我门诊处就诊。现症见心悸，胸闷，气短，喘促，动则尤甚，夜不能平卧，神疲乏力，自汗，头晕心烦，面色无华，口干咽燥，五心烦热，咳嗽，咯黄痰，唇青甲紫，平素情绪不畅，纳差，寐差，小便少，大便调。病来无发热，无恶心呕吐，无意识障碍等症。

既往史：否认高血压病、糖尿病病史。

查体：T 36.3℃，P 77次/分，R 17次/分，BP 135/80mmHg。双肺听诊呼吸音清，未闻及干湿罗音，心界叩之不大，律齐，心音低钝，各瓣膜听诊区未闻及病理性杂音。舌红边暗，苔白，脉细数。

辅助检查：心电图示窦性心律，Ⅱ、Ⅲ、aVF的 ST-T 段压低；$V_1 \sim V_6$ 导联 T 波倒置。

中医诊断：心衰病（气阴两虚兼血瘀型）。

西医诊断：心力衰竭（心功能Ⅳ级）；冠心病，不稳定型心绞痛。

中医辨证辨病依据：本例中医属"心悸"范畴，患者为老年女性，已至耄耋之年，素体虚弱，久病伤正，耗损心之气阴，劳累过度伤脾，生化之源不足，气血阴阳亏虚，脏腑功能失调，以致心神失养，发为心悸。另外，患者长期忧思不解，情绪不畅，心气郁结，气滞血瘀，心脉痹阻，心阳被遏，心失所养，亦可发为心悸。症见心悸，胸闷，气短，喘促，动则尤甚，夜不能平卧，神疲乏力，自汗，头晕心烦，面色无华，口干咽燥，五心烦热，乃气阴两虚之征，情绪不畅，唇青甲紫，舌边暗，乃气滞血瘀之候。治疗当以益气养阴，活血化瘀为主。

治疗：西药予以呋塞米、螺内酯、琥珀酸美托洛尔、地高辛口服以对症治疗。中药予以膏方治疗。该患者属气阴两虚兼血瘀型心衰，治疗当以益气养阴、活血化瘀为主，并处膏方如下：

【膏方】生地200g，熟地200g，麦冬200g，五味子200g，炙甘草200g，酸枣仁250g，知母200g，茯苓150g，川芎200g，赤芍200g，牡丹皮150g，山萸肉200g，黄芪200g，肉桂150g，玉竹300g，丹参200g，当归100g，茯神200g，远志200g，柏子仁200g，桃仁200g，香附150g，延胡索150g，黄连100g，党参150g，黄精150g，柴胡150g，枳壳150g。

上方诸药用清水隔宿浸泡，武火煮沸后，过滤去渣取汁，再用文火浓煎2小时，再予龟甲胶60g，阿胶100g，黄酒500mL，蜂蜜100g加入上方中，用小火煎熬至黏稠滴水成珠为度，缓缓调匀收膏。每天早晚各服1匙，隔水蒸化或者开水冲服。嘱患者服用膏方期间，注意气候变化，避免感冒，忌饮茶、咖啡、酗酒、吸烟等，避免服用辛辣刺激之品，清淡饮食。服用1个月后复诊。

【二诊】2015年12月26日来诊，服用1个月膏方之后，患者心悸喘促、胸闷气短、神疲乏力等症状明显减轻，自汗、头晕、口干咽燥、五心烦热、咳嗽等症状消失，面色逐渐红润，睡眠质量亦有所改善，饮食渐佳，测心率为78次/分，血压135/90mmHg。复查心电图示窦性心律，Ⅱ、Ⅲ、aVF的ST-T段压低；$V_1 \sim V_6$导联T波倒置。膏方效果甚佳，在前方基础上加入枸杞子100g、玄参100g、天冬100g，以滋阴水、补肝肾。嘱患者继续清淡饮食，注意起居有时，饮食有节，保持心情舒畅，适量活动。

【按语】膏方以生脉散合酸枣仁汤为主方进行加减。方中生地、知母、麦冬、玉竹以滋养心阴清热，五味子以收敛心气，黄芪、党参、炙甘草、黄精以大补元气、通经脉，肉桂以温通心阳，熟地、山萸肉以温养肾气。又因患者兼见气滞血瘀之证，故方中加入桃仁、丹参、赤芍、牡丹皮以活血化瘀，生地、当归以养血活血，川芎、香附、延胡索、柴胡、枳壳以疏肝理气。又因患者有纳差等心脾两虚之候，故方中加入茯苓、茯神以健脾，其睡眠欠佳，故以酸枣仁养血补肝，宁心安神，远志、柏子仁以养心安神。方中配料依旧使用蜂蜜、阿胶等，其营养价值丰富，亦可提高膏方的调补疗效，除了阿胶，亦加入龟甲胶以收膏，从而滋阴潜阳、益肾健骨。以上诸药合用，疗效甚佳。

第三节　肺系疾病

1. 支气管哮喘

李某，女，47 岁。2016 年 12 月 23 日初诊。

主诉：哮喘反复发作 10 余年，每因寒冷刺激而胸闷喘促加重。

现病史：患者自述有哮喘病史 10 余年，10 年来发作时使用喷雾剂（具体不详）即可好转。今年入冬以来，因天气寒冷，患者胸闷喘憋症状尤为明显，严重时不能外出。现症见：患者面色㿠白，手足不温，畏风恶寒，乏力倦怠；哮喘发作时常咳出大量清稀白痰，咳痰后胸闷稍能缓解；患者大便稀溏，日行 1 次，小便量少；睡眠及饮食均正常。

既往史：患者自述 2013 年因哮喘急性发作于当地医院抢救。

查体：患者双肺底可闻及干啰音，部分有湿啰音，呼吸运动协调。舌质淡胖，苔白，脉浮滑。

中医诊断：哮病（肺脾气虚）。

西医诊断：支气管哮喘。

中医辨病辨证依据：患者自述有哮喘病史 10 余年，其发作时胸闷喘憋明显，时有口唇发绀且喉中哮鸣音明显，故可诊断其为哮病。结合四诊资料，患者畏寒肢冷、面色㿠白，这皆因肺病日久、其气乃虚，肺在外合为皮毛，同时，卫气又主司腠理开合，肺气虚则卫表不固，此为畏寒恶风之原因。土为金之母行，肺病日久则易传脾，久而肺脾两虚，脾虚则无力运化湿邪，湿停于上则胸满、湿流于下则泄泻。因此，结合其症状，当属肺脾气虚之证。

【膏方】陈皮 150 克，防风 100 克，白术 200 克，白芍 150 克，姜半夏 150 克，人参 100 克，茯苓 200 克，茯神 200 克，苏子 150 克，前胡 100 克，厚朴 150 克，肉桂 60 克，当归 150 克，麻黄 60 克，五味子 100 克，旋覆花 100 克，代赭石 100 克，黄芪 300 克，鸡内金 200 克，海螵蛸 300 克，阿胶 100 克，蜂蜜 350 克，黄酒 500 毫升。

每次 10 克，每日 2 次，餐后白开水冲服。

【二诊】2017 年 1 月 21 日：患者自述服药后畏风恶寒症状明显好转，咳痰减少，但 1 周前发作一次，持续 5 分钟后使用喷雾剂好转。现面色稍见红润，大便稍成形，患者欲巩固疗效，要求继服膏方。舌质淡，稍胖，苔白，脉滑。首方中苏子加至 300 克，另加白芥子 90 克，继服 2 个月。嘱其控制喷雾剂使用频次，避风寒防止哮喘发作。

【三诊】2017 年 5 月 8 日：患者服 2 个月膏方后停药，自述今年春季哮喘发作较前明显减轻，现胸闷喘憋症状较前减轻，不使用喷雾剂即可适应。舌淡红，苔白，脉弦滑。嘱患者停药，避免接触花粉、冷空气等过敏原。

【按语】首诊时患者虽为肺脾气虚之证，但其胸中寒湿较盛。投以苏子降气汤及六君子汤加减，一能健脾利湿，一能散寒降气；同时，方中加入麻黄、五味子，一散一收，调理气机；肉桂壮火之主，以复阳气。

二诊时患者脾气虚弱症状明显改善，但胸中仍有风寒未除，此次加白芥子意在祛风散寒，宣利肺气。

三诊时患者症状基本好转，但考虑其发作较为频繁，建议其减少喷雾剂用量，以免产生药物耐受。

2. 肺结核恢复期

杨某，男，37 岁。2017 年 10 月 27 日初诊。

主诉：咳嗽伴胸痛 3 个月，咳痰带血。

现病史：患者自述 1 年前出现不明原因的午后低热，体重减轻 10kg。2017 年 2 月于当地传染病院确诊为肺结核，进行一线抗结核治疗，1 个月前停药。

患者自述停药后午后潮热略有缓解但自汗严重，动则汗出更甚。现症见：患者形体消瘦，少气懒言，口渴喜饮；偶有咳嗽，咳痰量少，咳声低微；大便干，2～3日一次，小便色黄；午后仍有潮热但较前减轻，潮热时汗出明显，夜晚无盗汗，睡眠质量尚可；食欲尚可。

查体：患者查体未见明显异常。舌质红，苔少，脉弦细数。

辅助检查：肺CT：肺结核恢复期改变，肺纹理增粗。血常规：白细胞$12.1×10^9$/L。痰培养：未见细菌。

中医诊断：肺痨（气阴亏耗）。

西医诊断：肺结核（恢复期）。

中医辨病辨证依据：患者自述1年前出现午后低热，体重下降，同时，今年2月确诊肺结核，根据其临床症状，可以诊断其为肺痨。患者经抗结核治疗后，现午后低热改善，自汗明显，发热及活动后汗出尤甚，此实为肺气虚弱、难以固表所致。同时，患者咳嗽时咳痰较少，无咳血，咳声低微，咳势不甚，这皆与肺气虚弱相关。肺与大肠相表里，肺气虚则大肠传导功能减弱，大便较前质干且难排。肺痨本为痨虫蚀肺，初起阴虚内热，久而耗伤气血，本病日久，故可认定其气阴亏耗之病机。

【膏方】生地200克，百合150克，熟地200克，麦冬200克，天冬200克，人参100克，生黄芪200克，白术200克，茯苓200克，白芍200克，赤芍200克，地骨皮150克，柴胡100克，陈皮150克，厚朴150克，大枣100克，知母60克，防风100克，鳖甲胶150克，鹿角胶150克，蜂蜜350克，黄酒500毫升。

给予膏方2料。每次10克，每日3次，餐前白开水冲服即可。嘱患者服药期间禁服辛辣食物，戒酒。

【二诊】2018年1月30日：患者本次来诊自述午后低热症状已完全消失，但仍时有自汗。大便干结症状较前改善，现1～2日一行，便质正常。患者要求继服1个月以改善自汗症状。查舌质红，苔白，脉弦。

【膏方】生地200克，百合150克，人参100克，白术150克，茯苓150克，茯神150克，防风100克，当归150克，生黄芪300克，白芍200克，炙甘草150克，苍术100克，厚朴150克，赤芍200克，麦冬200克，五味子200克，鹿角胶150克，龟甲胶100克，蜂蜜350克，黄酒500毫升。

给予膏方 1 料，每次 10 克，每日 3 次，餐后白开水冲服。嘱患者服完此方后停药，复查肺 CT 及痰培养。

【三诊】2018 年 3 月 23 日：患者复查肺 CT 示肺结核空洞已闭合，痰培养持续阴性，嘱其停药续观。

【按语】首诊时患者虽汗出明显，但其体内虚热仍盛，此时汗出应为热迫津液于外所致，如此时过于收敛止汗，恐形成闭门留寇之势。首方投以百合地黄汤，配合天冬、麦冬等滋阴清热之品，重在清热，兼以止汗。

二诊时患者热势已退但仍有自汗，此时可行扶正固表、敛阴止汗之法。此方较首方减去多数滋阴清热之品，独留百合、地黄二药，投以玉屏风散、四君子汤、生脉散加减，气阴双补、固表止汗，既充实津液之源，又防止津液外泄。

3. 慢性咽炎

石某，男，29 岁。2015 年 10 月 24 日初诊。

主诉：咽痒暗哑 3 年余，近 1 周加重。

现病史：患者自述 2012 年开始出现咽部瘙痒，吸烟后瘙痒加重。2 年前逐渐出现声音嘶哑至今。患者说话时自觉咽部不适，时有疼痛。现症见：患者说话声音沙哑，时伴咳嗽，咳声不甚，有少量清稀白痰；夜眠欠佳，时而盗汗；纳食尚可，大便偏稀，日行 1 次。

既往史：患者吸烟史 10 年，20 根 / 天。

查体：患者咽部黏膜稍红、肿势不甚，肺部未闻及异常听诊音，查体均未见异常。舌质红，苔白，脉细数。

中医诊断：喉痹（阴虚内热）。

西医诊断：慢性咽炎。

中医辨病辨证依据：患者自述咽部瘙痒 3 年，未经治疗，2 年前出现声音逐渐沙哑，多因说话或吸烟后加重。结合该病史，患者咽喉不利，无法正常发声，故诊断为喉痹。论其病机，考虑患者时而咳嗽、咳痰稀少、咳声不甚且存在盗汗等阴虚内热表现，结合患者四诊资料，考虑其为阴虚内热所致的虚火喉痹。

【膏方】黄芪 300 克，白术 200 克，山药 200 克，防风 200 克，桔梗 200 克，玄参 200 克，生地 200 克，麦冬 200 克，胖大海 200 克，生甘草 150 克，金银花 200 克，连翘 200 克，苍术 150 克，知母 150 克，百合 200 克，太子参 200 克，鳖甲胶 300 克，蜂蜜 350 克，黄酒 500 毫升。

给予膏方 1 料。每次 10 克，每日 3 次，餐后服用即可。嘱患者服药时缓慢吞服，同时戒烟。

【二诊】2015 年 12 月 3 日：患者服药后声音嘶哑明显改善，声音基本恢复正常，咽痒仍较重，咽喉时有堵塞感，时有胸闷。舌质红，苔薄白，脉弦。予膏方 2 料。首方去知母，加法半夏 150 克、竹茹 200 克。每次 10 克，每日 3 次，餐后白开水冲服即可。嘱患者服完此方后停药，戒烟戒酒，避免服用辛辣刺激性食物。

【按语】首诊时患者声音嘶哑，结合脉症，此应为"金破不鸣"之象，治此应循"实金"之法，予以滋阴增液的玄参、生地、麦冬。虚热可行滋阴之法，亦有透热畅达之道，故加入连翘、金银花以散热于外，知母以清热于表。肺开窍于鼻，但其气经喉乃能发声，因此，清热同时也要培补肺元，故以玉屏风散投之。

二诊时患者声音嘶哑明显好转，滋阴增液清热之法收效显著，但患者仍有咽痒、胸闷、喉中堵塞等症状，此实为肺气宣肃功能未恢复正常，故去前方中清热之知母，加入法半夏、竹茹以降气宽胸。

第四节　肝胆疾病

1. 脂肪肝

赵某，女，63 岁。2017 年 12 月 25 日初诊。

主诉：肝区胀闷不适 2 月余，加重 1 周。

现病史：患者 1 个月前在当地医院体检发现脂肪肝，自述近来肝区胀闷不适感明显加重，纳差，食后腹胀明显，每因情志不畅时肝区胀闷明显加重，伴呃逆、矢气频作。患者小便正常，大便稀溏不成形，睡眠尚可，时有眼干等非典型表现。

既往史：右肩肩周炎病史 10 余年，骨质疏松 10 余年。

查体：患者形体偏胖，肝区无压痛，叩击时轻微疼痛，墨菲征阴性。舌质暗，舌体胖大，苔白稍腻，脉沉尺弱。

辅助检查：肝功能：ALT 50U/L，AST 23U/L；血脂：TC 6.21mmol/L，TG 2.01mmol/L；彩超：中度脂肪肝，胆囊结石（0.2cm）。

中医诊断：胁痛（肝郁脾虚）。

西医诊断：脂肪肝。

中医辨证辨病依据：本患属中医"胁痛"范畴，而脂肪肝一病又与中医"肝癖"相同。中医认为，胁痛皆因肝络失和、不通则痛，实为有形之邪阻滞所致。本病病位在肝，与气、血关系密切，气滞与血瘀均可导致胁痛的发生。同时，肝脾同属中焦，而肝木有赖于脾土的滋养，因此，脾胃功能也影响着肝的生理功能。本患虽病位在肝，但其腹胀、便溏、舌体胖大、苔白稍腻等症状多为脾虚湿盛之表象，故治疗上应着手于调理脾胃。卢师认为，脂肪肝的根本在于脾胃功能的失调，水谷膏脂运化不利，停聚中焦而生痰，日久则气机郁滞，影响肝脏的疏泄功能。因此，治此病应着重健脾祛湿、行气开郁。

【膏方】太子参200克，丹参150克，陈皮100克，厚朴150克，茯苓200克，泽泻200克，山楂300克，红曲60克，女贞子200克，覆盆子200克，车前子200克，附子150克，当归150克，生地200克，白术100克，苍术100克，竹茹200克，旋覆花200克，代赭石200克，鸡内金200克，枸杞子200克，阿胶200克，木糖醇300克，黄酒500毫升。

给予膏方一料，每日3次，每次10克，白开水冲服即可。嘱患者服药期间，忌辛辣刺激性食物，低脂饮食，1个月后复诊。

【二诊】2018年2月6日：患者自述服药后胁痛、腹胀症状明显好转，大便基本成形，每日1次，仍时有呃逆、矢气，但较前明显减轻。患者近期因工作劳累出现手脚麻木、颈项强硬不适等颈椎病症状，同时有自汗、恶风的表现，患者要求继服膏方。舌质偏暗，苔白，脉滑。

【膏方】生黄芪200克，防风150克，白术150克，苍术150克，太子参150克，法半夏100克，陈皮150克，川芎150克，赤芍200克，柴胡150克，香附150克，枳壳150克，茯苓200克，茯神200克，枸杞子200克，决明子200克，菊花200克，红曲60克，阿胶150克，木糖醇300克，黄酒500毫升。

每日3次，每次10克，白开水冲服即可。嘱患者服药期间，忌辛辣刺激性食物、避风寒，1个月后复诊。

【三诊】患者自述症状基本痊愈，嘱其定期复查肝功能、血脂，低脂饮食，加强锻炼。

【按语】首诊结合患者症状，给予平胃散合旋覆代赭汤加减，既消胀除满又降逆化痰，针对患者胀闷不适、呃逆不止的症状进行针对性治疗。同时，加用泽泻、红曲、山楂、车前子四药以降脂化浊、和胃消胀、利湿行水；患者舌质偏暗且形体肥胖，卢秉久教授认为，该患除肝郁脾虚外，其肾阳亦不足，无力温煦水湿，因此，加入女贞子、覆盆子、枸杞子、附子以调补肾之阴阳，助其蒸腾之力；丹参、当归既养血和络，又能活血利水道，助其他诸药行水之力。多管齐下，1个月后收效显著。

在二诊时，患者胁痛、呃逆、腹胀等症状较前明显好转，但气机仍未顺畅，肝脾之气依旧需要不断调和，同时，患者因劳累出现自汗、恶风等卫表虚弱症状，故去首方中重镇之旋覆代赭汤，以玉屏风散合二陈汤为主，同时，加入柴胡、枳壳、香附等疏肝行气之药。与首诊时相比，患者此时脾胃之气较前明显增强，脾气充实则可疏肝行气，如脾气虚弱，过于疏肝则易损伤脾胃之气，其余方药均延续首方应用。

三诊患者症状皆除，此时应及时停药。

2. 肝硬化（早期）

谢某，男，44 岁。2015 年 11 月 3 日初诊。

主诉：患者自述肝区及胃脘胀闷不适、时有疼痛 3 年，加重 1 周。

现病史：患者慢性乙肝病史 10 余年，发现时为"大三阳"，经治疗后目前 HBV–DNA 控制良好，E 抗原转阴，处于"小三阳"状态。患者 2 年前发现肝纤维化后每 3 个月复查肝脏超声，目前处于早期肝硬化阶段。患者除腹胀、胁痛外，常有周身无力、口干、眼干等症状，小便正常，大便不规律、质稀，无黑便。患者食欲、睡眠均正常。

既往史：慢性乙肝 10 余年，服用阿德福韦酯抗病毒治疗。

查体：患者腹软，腹腔内未触及包块，肝区轻微压痛、叩击痛，墨菲征阴性。舌质红，暗滞，有瘀斑，苔白稍腻，脉弦涩。

辅助检查：肝功能、凝血功能均在正常范围；彩超示早期肝硬化、肝内小结节、肝脏回声粗糙。

中医诊断：胁痛（气滞血瘀）。

西医诊断：肝纤维化（早期肝硬化）。

中医辨病辨证依据：本患彩超虽提示早期肝硬化，但其症状仍归属于"胁痛"范畴。根据患者四诊资料，该患舌有瘀斑且舌色暗红，其脉弦涩，皆为血瘀之象。因此，胁痛应为血瘀肝络所引起的"不通则痛"。肝硬化在中医归属"鼓胀"一病。鼓胀早期以肝脾功能失调，肝络失和、脾失健运，如得不到正确治疗，疾病日久则累及肾脏，造成肝、脾、肾三脏功能失调而引起的气、血、水停聚腹中，进入疾病后期，多为难治之证。该患目前病位仅以肝、脾为主，尚未损及肾脏，因此，应以行气活血、通络止痛、疏肝健脾为治疗大法。

【膏方】陈皮 150 克，大腹皮 150 克，茯苓 200 克，白术 200 克，太子参 150克，丹参 150 克，郁金 200 克，莪术 100 克，木香 150 克，海螵蛸 300 克，厚朴150 克，鸡内金 150 克，麦冬 200 克，五味子 200 克，枸杞子 200 克，大枣 200克，鳖甲胶 200 克，阿胶 300 克，蜂蜜 350 克，黄酒 500 毫升。

给予膏方一料，每日 3 次，每次 10 克，白开水冲服即可。嘱患者服药期间，忌饮酒，1 个月后复诊。

【二诊】2015 年 12 月 14 日：患者自述服药后肝区胀闷感减轻但仍时有发作，疼痛感消失；大便较首诊时成形，日 1 次，无黑便；纳食及睡眠正常，患者要求继服膏方以巩固。舌淡红，稍暗，苔白，脉沉。

【膏方】丹参 200 克，白术 200 克，茯苓 200 克，茯神 200 克，当归 200 克，鳖甲 200 克，鸡内金 200 克，焦山楂 200 克，焦神曲 200 克，熟地 200 克，陈皮150 克，厚朴 150 克，木香 150 克，莪术 150 克，女贞子 200 克，枸杞子 200 克，黄芪 300 克，大枣 200 克，龙眼肉 200 克，丹皮 150 克，泽泻 200 克，人参 150克，三七 100 克，阿胶 100 克，龟甲胶 200 克，蜂蜜 300 克，黄酒 500 毫升。

每日 3 次，每次 10 克，白开水冲服即可。嘱患者按该方服用 2 个月后复诊，查肝功能、肝脏超声。

【三诊】2016 年 3 月 10 日：患者自述服药后诸症皆除，目前状态良好。复查肝功能正常，肝脏超声示肝脏表面光滑，轻度纤维化，肝脏回声均匀。嘱患者停药，继续抗病毒治疗，定期复查肝功能、肝脏超声。

【按语】首诊时患者症状多因气滞血瘀引起，因此，以疏肝行气、活血散结的药物为基础，方中郁金、木香以行气止痛；鳖甲、莪术以软坚散结；陈皮、腹皮、厚朴三药调理中焦气机。同时，四君子汤以健脾气、生脉散以补气阴，本方活血力强，主要祛邪、兼顾扶正，患者服该药 1 个月后症状明显好转。

二诊时，患者舌脉瘀象较前明显减轻，此谓"邪去过半"，此时专于扶正、兼以活血即可。本次方药较前方加入黄芪、人参，加强健脾益气、扶正祛邪之力；龙眼肉、丹参、当归缓和莪术破血行气之力，调气和血、养肝和络；泽泻、女贞子、枸杞子搭配，既泻肾浊，又补肾阴，滋水涵木，使肝络得养。本方活血之力较前明显减弱，故嘱患者继服 2 个月后复查。

三诊时，结合患者理化检查，其肝纤维化程度较前明显减轻，但非所有肝硬化患者均能快速恢复。分析该患者就诊过程，其肝硬化发现较早，治疗及时，故预后较好。

3. 慢性黄疸

王某，女，42 岁。2018 年 11 月 9 日初诊。

主诉：反复身目发黄 2 年余，加重 2 周。

现病史：患者 2 年前因遇事后"上火"，出现身目发黄、小便深黄等症状，于当地医院查转氨酶稍高，排除病毒性肝炎，给予保肝、退黄治疗后疗效不佳，转氨酶虽降至正常范围但身目发黄等黄疸症状未完全消除。2 周前患者不明原因出现周身瘙痒、黄染加重，遂来我门诊就诊。现症见：面色暗黄无光泽，白睛黄染，周身皮肤瘙痒，右胁时有胀闷不适感，小便色黄，大便 2 日一行，便质稍干。患者睡眠正常，食欲较差。

既往史：2 年前因黄疸急性发作于当地医院住院治疗。

查体：患者腹软，腹腔内未触及包块，肝区无压痛，有轻微叩击痛，胆囊处有轻微压痛，墨菲征阴性。舌淡红，舌体瘦，苔薄白，脉弦细。

辅助检查：肝功能示 ALP 166U/L，GGT 45U/L，TBIL 20.2μmol/L，DBIL 12.8μmol/L。抗核抗体谱：ANA（±），AMA（－）。彩超：肝实质回声增强，略粗糙，胆囊壁毛糙。

中医诊断：黄疸后期（肝脾不和）。

西医诊断：慢性黄疸，自身免疫性肝病及原发性胆汁性胆管炎（PBC）不能除外。

中医辨病辨证依据：该患者 2 年前曾出现过黄疸，此后黄疸持续反复发作至今，故应诊断为黄疸后期阶段。根据患者四诊资料，该患黄疸之色偏暗，面无光泽，其为黄疸日久、迁延不愈之表象，又有舌淡红、舌体瘦、苔薄白、脉弦细之舌脉，结合病史，其黄疸迁延不愈当与肝脾不和相关。黄疸初发多为阳黄，性急但易康复，此阶段多累及肝胆；对于肝病日久的患者，黄疸多为阴黄，性缓但难治愈，此阶段常累及肝脾功能。如黄疸久而不愈，则易转为慢性，肝脾气机难以调和，遣方用药难度较大。本患者现阶段虽身目发黄，但仍为黄疸迁延不愈后加重之发黄，其病位仍在肝脾，故治此应调肝理脾，身黄乃去。

【膏方】柴胡 100 克，当归 150 克，白芍 200 克，茯苓 200 克，白术 150 克，薄荷 60 克，太子参 150 克，黄芪 300 克，陈皮 100 克，厚朴 150 克，焦山楂 100 克，炒神曲 100 克，炒麦芽 100 克，佛手 100 克，木香 100 克，大黄 30 克，茵陈 100 克，鸡内金 150 克，海螵蛸 150 克，蜂蜜 350 毫升，黄酒 500 毫升。

给予膏方一料，每日 3 次，每次 10 克，餐后白开水送服。

【二诊】2018 年 12 月 14 日：患者自觉服药后黄疸稍有减退，周身瘙痒症状减轻，大便稍畅通，日行一次但质仍偏硬。舌质红，苔薄白，脉弦。

【膏方】柴胡 150 克，当归 150 克，茯苓 200 克，白术 150 克，苍术 150 克，太子参 150 克，陈皮 100 克，厚朴 150 克，茵陈 100 克，郁金 100 克，香橼 150 克，佛手 150 克，炒麦芽 100 克，焦山楂 100 克，鸡内金 150 克，海螵蛸 150 克，蜂蜜 350 毫升，黄酒 500 毫升。

每日 3 次，每次 10 克，餐后白开水送服。嘱患者服此方 3 个月。

【三诊】2019 年 3 月 12 日：患者面色恢复正常，无明显黄染，二便正常，仍时有周身瘙痒。此次复查肝功能指标均恢复正常，抗核抗体谱仍 ANA 弱阳性。舌淡红，苔白，脉弦。嘱患者停药，同时 3 个月复查一次肝功能及 ANA、AMA。

【按语】首诊时患者黄疸较重，其四诊资料均指向肝郁脾虚之证，投以疏肝理脾之逍遥散、建中益气的小建中汤为基础，加以茵陈、大黄二药，调肝理脾为主兼顾利湿退黄。此阶段实为正气偏虚，用药切勿过投寒下之品。

二诊时患者服药已 1 个月，此时黄疸消退过半，但仍周身瘙痒，大便仍偏干。结合四诊资料，该患疏肝成效显著，应酌情调药，调整了首方部分药物，从疏肝转为柔肝，方性平缓，故嘱患者继服 3 个月观察。

三诊时患者诸症皆除，此时应及时停药，中病即止。但需要注意的是，患者多数症状与西医自身免疫性肝病及原发性胆汁性胆管炎等病有相似之处，且患者

ANA 始终弱阳性，因此，建议患者定期复查相关指标，以免贻误病情。

第五节 脾胃疾病

1. 慢性胃炎

崔某，女，59 岁。2015 年 3 月 27 日初诊。

主诉：胃脘胀痛 1 年余，加重 2 周。

现病史：患者自觉胃胀、反酸 1 年余，未进行系统治疗，1 周前患者于某院查出幽门螺杆菌阳性，因患者对多药过敏而未进行四联抗菌治疗。现症见：食欲欠佳，食后腹胀加重，空腹时胃中烧灼不适；夜眠欠佳，凌晨 2 点易醒，醒后难入睡；大便日行一次，黏腻不爽。

既往史：患者对青霉素、甲硝唑等多种抗生素过敏。

查体：患者腹软，腹腔内未触及包块，剑突下有轻度压痛。舌质红，苔薄白，脉沉偏数。

辅助检查：1 周前胃镜提示：胃角及胃窦黏膜可见红斑及渗出，考虑渗出性胃炎。

中医诊断：胃痛（胃阴不足）。

西医诊断：渗出性胃炎。

中医辨病辨证依据：该患者 1 年前出现胃脘胀痛不适的症状，期间时作时止，未系统治疗。该患者当属胃痛一病，根据四诊资料，患者自述其饮食常无规律，且近几月胃中灼热、食后腹胀尤为明显，考虑其病机为胃阴不足。该病从何而起？概因患者饮食无节，初起先损伤脾胃之气，久而脾无力运化而水谷停滞胃中。水谷运化既需脾气又需胃阴，水谷不化久而耗伤胃阴，胃阴不足则发为此证。本患曾有饮食积滞，但现症多以胃阴不足为主，因此，治此应增胃阴、补脾气、调气机、解胃痛。

【膏方】熟地 200 克，当归 200 克，麦冬 150 克，沙参 150 克，生黄芪 300 克，白术 150 克，陈皮 150 克，茯苓 200 克，法半夏 150 克，白及 150 克，木香 150 克，黄连 100 克，丹参 200 克，干姜 30 克，鸡内金 200 克，海螵蛸 300 克，炙甘草 150 克，鳖甲胶 150 克，蜂蜜 350 毫升，黄酒 500 毫升。

给予患者膏方 2 料。每日 3 次，每次 10 克，餐前空腹白开水冲服。

【二诊】2015 年 6 月 21 日：患者自述服药后胃胀症状明显减轻，睡眠稍有改善，大便黏腻不爽好转，现大便日行一次，质地正常。患者欲继服 1 个月以巩固。舌淡红，苔白稍腻，脉沉。

处方：前方基础上加茯神 200 克、柏子仁 100 克继服 1 个月。嘱患者服完停药后，口服奥美拉唑肠溶胶囊 1 个月。

【三诊】2015 年 8 月 2 日：患者复查幽门螺杆菌仍为阳性，但不适症状基本消失，嘱患者停中药，规律饮食。

【按语】首诊时患者胃脘灼热嘈杂感较强，同时胃胀伴疼痛。投增胃阴之熟地、麦冬、沙参，健脾气之黄芪、白术、茯苓，调气机之陈皮、木香、半夏。同时，此方中应用黄连、干姜二药，调和阴阳，黄连清散胃热，干姜助胃健运，阳中求阴，避免了孤阳不生、独阴不长。

二诊时患者症状明显减轻，但睡眠仍差，守前方加茯神、柏子仁以安神助眠，嘱其继服 1 料。

三诊时患者症状皆除，患者虽要求继续服药，但考虑天气转热，膏滋易损脾胃之气，患者脾胃功能本虚，不宜夏季服药。嘱其服奥美拉唑肠溶胶囊 1 个月以预防幽门螺杆菌感染引起的其他胃病。

2. 习惯性便秘

丛某，男，71 岁。2017 年 4 月 20 日初诊。

主诉：便秘 10 余年，近 13 日未排便。

现病史：患者自述便秘 10 余年，大便 4～5 日一行，有时 7～8 日一行，排出便质黏、不成形，无干结。患者自觉周身乏力，排便困难，每日均有便意但难以便出，有时排便用力时汗出不止。食欲尚可但食后易腹胀，睡眠尚可。

既往史：过去 10 年患者间断性肛门注射开塞露或灌肠以通便。

查体：患者腹软，部分肠管有轻微压痛；肠鸣音减弱，2 次 / 分。舌淡红苔白，脉沉细。

中医诊断：便秘（气虚秘）。

西医诊断：习惯性便秘。

中医辨病辨证依据：患者 10 年间出现间断的便秘，时轻时重，重者需灌肠或注射开塞露等方式通便，故当属便秘一病。结合四诊资料，患者排便困难且无力，排便用力时常汗出不止，故便秘的病机当属气虚。患者便秘日久，水谷滞于肠腑，久而损伤肠道气机、影响传化功能。肺与大肠相表里，腑病及脏，肺气亦受损伤。肺主一身之气，肺气虚则一身之气皆虚，卫表不固，则易汗出，此为虚证而非实也。阳明腑实之便秘虽同有汗出，但其症多呈实象，常出热汗且腹痛剧烈、利下青水，二者容易鉴别。

【膏方】黄芪 200 克，人参 100 克，苍术 150 克，陈皮 150 克，厚朴 200 克，当归 200 克，桃仁 150 克，苏子 200 克，火麻仁 150 克，熟地 200 克，川芎 150 克，红花 10 克，制首乌 200 克，肉苁蓉 200 克，附子 90 克，内金 200 克，焦山楂 100 克，炒神曲 100 克，炒麦芽 100 克，炙甘草 100 克。

给予膏方 1 料，每次 10 克，每日 3 次，餐后白开水冲服即可。

【二诊】2017 年 6 月 11 日：患者服药后矢气增多，排便稍有改善，便意较前增多且排便量较前明显增加，但仍 3 ~ 5 日一行，欲继服以增强疗效。舌淡红，暗滞，苔白，脉弦。

处方：守前方将厚朴加至 250 克，另加槟榔 150 克、枳实 100 克，继服 1 个月。嘱患者调整饮食结构，增加粗粮及蔬菜的摄入，减少肉食。

【三诊】2017 年 9 月 20 日：患者服上方 1 个月后停药，现大便 2 ~ 3 日一行，能自行排便，嘱患者暂时停药，调整饮食结构。

【按语】首诊时患者排便极为困难，肠道传导功能极差，此时在应用行气之品的同时更应着重于调畅气机升降、补肺气利大肠。投黄芪汤补肺，加苏子、首乌、火麻仁润肠以通便；川芎、红花活血以助行气；陈皮、厚朴一能宽中、一能下气，助肠道传导糟粕。与此同时，还应考虑患者疾病日久，可能有阳气不足之表现，予附子以助阳化气、肉苁蓉既能润肠又可温阳。

二诊时患者已服药 1 个月，矢气频作，大便稍有畅通。此时气机稍有恢复，见便难下，当加大行气导滞之力。槟榔、枳实一能升清、一能降秽，进一步助其传导之力。

三诊时患者可自行排便，较初诊时已明显好转，故嘱患者停药，调整饮食结构，以食代药而养之。

3. 慢性腹泻

马某，男，27岁。2015年2月9日初诊。

主诉：大便稀溏3年余，近1周因食冷饮后加重。

现病史：患者自述近3年频繁腹泻，每因食冷饮后加重。大便日2～3次，便稀不成形，时有水样便。近1年早晨4：00～5：00常腹泻一次。患者常有胃脘部冷痛不适感，饮温水后可缓解。面色无华，夜眠欠佳，食欲尚可。

既往史：无。

查体：患者腹软，腹部无压痛及反跳痛。舌淡红，舌质皱，苔白腻不均，脉沉滑。

中医诊断：泄泻（脾肾阳虚）。

西医诊断：慢性腹泻。

中医辨病辨证依据：患者3年内间断腹泻，食冷饮或感寒后腹泻加重，故可诊断为泄泻一病。结合问诊及患者四诊资料，该患者清晨常有腹泻症状，这与肾阳虚所致的"五更泻"表现相符。同时，患者面色无华，胃脘冷痛、得温则减，这些皆提示着脾阳不足，因此，该患泄泻为脾肾阳虚所致。脾胃居于中焦，主司运化水谷、分泌清浊。脾性喜温而恶寒凉，如过食生冷食物则损伤脾阳。脾阳不振则清浊不分，清不上行反而趋下，此为便溏泄泻之根本。同时，脾阳受损日久则易损伤肾阳，肾阳虚则泄泻更甚。

【膏方】人参100克，白术200克，苍术200克，茯苓200克，山药300克，陈皮150克，赤芍200克，车前子300克，补骨脂150克，肉豆蔻150克，熟薏米200克，芡实200克，黄柏200克，鸡内金150克，白扁豆200克，莲子300克，牡蛎300克，当归200克，炙黄芪300克，大枣200克，炙甘草50克，阿胶350克，黄酒500毫升。

给予膏方一料。每次10克，每日3次，餐后白开水送服。嘱患者服药期间禁服凉食，吃易于消化的食物。

【二诊】2015年3月3日：患者自述服药后腹泻明显减轻，大便稍成形，日行1次，睡眠尚可，畏寒减轻。患者欲服中药汤剂以巩固病情。舌淡红，苔白稍腻，脉滑。

处方：人参 10 克，白术 20 克，茯苓 20 克，茯神 20 克，白豆蔻 15 克，炒薏米 30 克，莲子 30 克，白扁豆 20 克，山药 30 克，附子 9 克，炙甘草 10 克。

14 剂，水煎服，日 2 次，餐后服用。嘱患者该药服尽后停药。

【按语】首诊时患者阳虚症状明显，此时虽湿邪内盛，但治其应以温阳为主，助阳以化气利湿。投以四神丸、参苓白术散加减，健脾燥湿与温阳止泻同用，标本兼治。

二诊时患者腹泻症状明显减轻，此时大便较前明显成形，阳气逐渐恢复。应患者要求，给予参苓白术散加减以加强健脾燥湿之力，另加入 9 克附子，助火之源，温肾化气以资助脾阳。

第六节　肾系疾病

1. 慢性前列腺炎

张某，男，26 岁。2016 年 11 月 19 日初诊。

主诉：腰痛伴小便涩痛 1 年余，加重 2 周。

现病史：患者自述倦怠乏力、腰部酸痛半年余，每因熬夜或长时间劳作后疼痛加重。患者小便常淋漓不止，尿后即隐隐作痛，此症状多因劳累后诱发；睡眠欠佳，夜梦繁多；患者自述口苦明显，平素食欲尚可，大便日 2 次，基本成形。

既往史：患者为建筑工人，每日工作强度较大，无饮酒史。

查体：患者腰部有轻度压痛，叩击痛不明显；下腹部（前列腺位置）有轻度压痛。舌淡红，色暗滞，齿痕，苔白，脉沉弱。

辅助检查：此次来诊查前列腺彩超示慢性前列腺炎改变。

中医诊断：淋证（劳淋）。

西医诊断：慢性前列腺炎。

中医辨病辨证依据：患者自述其有小便淋漓不畅伴疼痛的症状，其归属于中医淋证之范畴，故可诊断为淋证。患者有长期劳作史且症状遇劳加重、休息缓解，故其疾病定与劳累相关。患者自述腰部酸麻疼痛、周身乏力，持续 1 年不缓解，本次因过度劳累而症状加重，因此，该患为遇劳加重之劳淋。结合患者四诊资料，除肾虚外亦有脾虚湿停之表现。脾主四肢肌肉，劳累过度则易损伤脾气，久而脾虚，因此，病机仍属脾肾两虚。

【膏方】太子参 200 克，山药 300 克，陈皮 150 克，莲子 200 克，生薏米 200 克，芡实 200 克，黄柏 200 克，苍术 200 克，牛膝 200 克，车前子 300 克，柴胡 150 克，赤芍 200 克，杜仲 200 克，仙茅 200 克，淫羊藿 200 克，熟地 200 克，附子 90 克，鹿角胶 200 克，龟甲胶 200 克，蜂蜜 350 克，黄酒 500 毫升。

给予膏方 1 料。每次 15 克，每日 3 次，餐后白开水送服。嘱患者服药期间戒凉食、房劳、饮酒。

【二诊】2017 年 1 月 4 日：患者服药后自觉腰痛缓解，小便淋漓不止但疼痛减轻，欲继服膏方以巩固。舌淡红，稍暗，苔白稍腻，脉沉。

【膏方】太子参 200 克，白术 200 克，苍术 200 克，黄柏 200 克，车前子 300 克，牛膝 200 克，炒山药 300 克，柴胡 150 克，香附 150 克，赤芍 200 克，陈皮 150 克，莲子肉 200 克，芡实 200 克，沙苑子 200 克，菟丝子 200 克，仙茅 200 克，淫羊藿 200 克，炙甘草 100 克，生薏米 200 克，阿胶 150 克，鹿角胶 200 克，蜂蜜 350 克，黄酒 500 毫升。

给予膏方 2 料。每次 10 克，每日 3 次，餐后服用即可。嘱患者服完后停药。

【三诊】2017 年 3 月 23 日：患者服完后已停药 2 周，现自觉腰痛症状基本改善，小便淋漓涩痛感较前明显减轻。舌淡红，苔白，脉沉滑。嘱其避免过度劳累，避免食用韭菜等辛辣食物。

【按语】首诊时患者腰痛较重、小便涩痛，但此时脾气已虚，内有湿停，故治此不应过度滋补脾肾，而是以健脾化湿、温肾化气为治法。健脾单用温缓之太子参，配合山药、陈皮以燥湿渗湿；补肾多以芡实、莲子等补脾肾、渗湿浊之药，意在分清降浊；投二仙汤以温肾化气，黄柏、苍术、车前子既清下焦湿热、又泻肾之浊邪。

二诊时根据患者四诊资料，其湿十去其六，此时可行培补脾肾之法，加强首方中补气之力，补其虚损。

三诊时患者已基本康复，嘱其避免损伤肾气，如：忌辛辣、慎房劳等。

2. 不孕症

陈某，女，31 岁。2018 年 1 月 13 日初诊。

主诉：月经不调 10 余年，近 1 年出现下腹冷痛，难以孕育。

现病史：患者自述自 20 岁开始月经紊乱，月经周期常长达 35～40 天，经量稀少，痛经较重，10 年间未予以关注。3 年前患者婚后欲产子但从未有孕，自觉下腹冷痛，尤以天气寒凉、月经前后加重。现症见：倦怠乏力，面色㿠白，少气懒言，畏寒肢冷；患者房事均正常，月经现周期基本规律，30 天一至，经血量少，质地清稀；患者食欲差，睡眠尚可，大便稀溏，日行 1 次。

既往史：2017 年初怀孕，孕检时发现胚胎发育不良，行人工流产术。

查体：患者查体未见明显异常。舌淡胖，苔白滑，脉沉弱。

中医诊断：不孕（气血虚弱）。

西医诊断：不孕症。

中医辨病辨证依据：患者月经不调 10 余年，3 年前婚后同房至今无子，诊断为不孕。结合四诊资料，患者倦怠乏力，面色㿠白、少气懒言、畏寒肢冷等症状，实为气血不足之表现。同时，上述症状亦有寒象，概为肾阳不足所致。患者月水稀少，大便稀溏，均为气虚不运表现，故其病机为气血虚弱兼以肾虚。

【膏方】熟地 200 克，牛膝 200 克，当归 150 克，川芎 150 克，白芍 100 克，党参 200 克，白术 150 克，茯苓 200 克，茯神 200 克，紫河车 100 克，菟丝子 200 克，淫羊藿 150 克，肉桂 90 克，附子 180 克，延胡索 100 克，制首乌 150 克，砂仁 100 克，阿胶 150 克，鹿角胶 300 克，蜂蜜 350 克，黄酒 500 毫升。

给予膏方 2 料。每次 10 克，每日 3 次，餐后以温水送服。嘱患者服药时忌房劳、忌食辛辣。

【二诊】2018 年 3 月 14 日：患者服药后周身寒冷感明显减轻，月经量少但血色正常，患者自觉下腹中似有热流走窜感，欲继服膏方。舌淡红，舌体稍胖，苔白，脉沉。处方：给予膏方 2 料。首方附子改为 90 克，余药同前，继服 2 个月。每次 10 克，每日 3 次，餐后温水送服。嘱患者服药时忌房劳、避风寒。

【三诊】2018 年 5 月 24 日：患者服药后经量增多，余症较前明显好转。舌淡红，苔白，脉滑。嘱其停药 3 个月后方可同房。

【四诊】2019 年 1 月 14 日：患者自述已怀孕 3 个月，孕检均正常，此次查看患者，面色红润而光泽，其月经基本恢复正常，周期仍为 30 天，经血正常。

舌淡红，苔白稍腻，脉滑。嘱其避风寒，忌凉食。

【按语】首诊时患者气血虚弱明显，投以八珍汤以双补气血。同时，胞宫为肾之所系，而天癸亦藏于肾中，故使用菟丝子、肉桂、淫羊藿、附子等药物，既充肾精，又助肾气，以此温养胞宫，助其孕育。

二诊时，患者肾气恢复过半，但气血亏虚仍未完全恢复。此多因其病程日久、气血久虚，应坚持治疗，继续气血双补之法。故将附子减量，守前方续服 2 个月。

三诊时，患者气血接近恢复，行经正常，此时气血、肾气、肾精均恢复至正常水平，胞宫温煦，方可孕育。故嘱托患者停药后休养生息，助肾藏精，待肾气恢复即可同房孕子。

3. 性功能障碍

李某，男，31 岁。2016 年 1 月 4 日初诊。

主诉：阳痿早泄 1 年余，近 1 周难以勃起。

现病史：患者 1 年前逐渐出现房事无能，勃起无力，精少稀冷。1 周前因饮凉啤酒后出现无法勃起的症状。现症见：面色无华，腰膝酸软；夜眠不实，易惊易醒，醒后难以入睡；纳食尚可但嗜食凉食，饮酒较多，大便稀溏不成形，日 2～3 次。

既往史：患者长期有手淫习惯。

查体：未见明显异常。舌淡，舌体瘦，苔白，脉沉弱。

中医诊断：阳痿（肾气亏损）。

西医诊断：性功能障碍。

中医辨病辨证依据：患者正值育龄但房事无能，自述勃起无力、阳痿早泄，疾病日久不能自行缓解，故可诊断为阳痿。结合四诊资料，患者有长期手淫习惯，久而久之则会引起肾精流失。肾藏先天之精，亦参与后天之精的合成转化，为封藏蛰伏之脏，过度手淫则强加房劳于肾，久之精泄于外，无以生新。肾精亏耗则气随精脱，肾气不足，方有上述症状。

【膏方】熟地 200 克，炒山药 300 克，枸杞子 200 克，山茱萸 200 克，牛膝 200 克，菟丝子 200 克，仙茅 150 克，淫羊藿 200 克，沙苑子 200 克，太子参 200

克，白术 150 克，茯苓 200 克，茯神 200 克，柏子仁 150 克，酸枣仁 100 克，肉桂 90 克，附子 90 克，鹿角胶 300 克，龟甲胶 300 克，蜂蜜 350 克，黄酒 500 毫升。

给予膏方 1 料。每次 10 克，每日 3 次，餐后白开水冲服即可。嘱患者服药期间戒酒、忌房劳、勿食辛辣。

【二诊】2016 年 2 月 21 日：患者自述服药后性欲较前改善，勃起较前有力但仍举而不坚，腰部酸痛感觉较前明显好转，大便稍成形。患者要求继服膏方以巩固。舌淡红，苔白，脉沉。给予膏方 1 料。守上方加狗脊 150 克、莲子 200 克、芡实 200 克。每次 10 克，每日 3 次，餐后白开水冲服即可。嘱患者此方服完停药，改服金匮肾气丸 3 个月。

【三诊】2016 年 8 月 2 日：患者自述停膏方后服金匮肾气丸至今，现勃起有力，虽时间仍短但较前明显好转。舌质红，苔白稍腻，脉沉滑。嘱其调整生活、饮食习惯，早睡早起，避免摄入辛辣及凉食。

【按语】首诊时患者阳事不举，此时肾气虚极，除补肾外，应以扶阳化气为主。投以左归丸合二仙汤加减，一能填精生髓，一能温肾化气，肉桂、附子二药助诸药壮阳之力。同时，应用四君子汤意在固护脾胃，皆因患者嗜食凉食，脾阳受损亦能损及肾阳。

二诊时患者阳气恢复，但肾精仍处于亏损状态。加莲子、芡实二药，既能补肾又能助肾收藏，以防肾气不足所致的肾精外泄。嘱其服金匮肾气丸意在时时鼓动肾阳，助阳化气而生精化髓。

三诊时患者肾气、肾精较前均明显好转，嘱其调控饮食，避免寒凉、辛辣食物。

第七节　中医杂病

1. 失眠

赵某，女，29 岁。2018 年 7 月 5 日初诊。发病节气：夏至。

主诉：入睡困难 3 个月余，加重 1 周。

现病史：患者自述于 3 个月前，因工作变故，思虑过多出现入睡困难、多梦、睡后易醒的症状，偶有发作，未重视；1 周前无明显诱因，上述症状再发加重，甚至彻夜难眠，自服"百乐眠""地西泮"等药无效，遂来诊。现症见：胸闷，神疲乏力，四肢凉，头晕，每日入睡前心悸，纳差，食后腹胀，月经延后，血量小，痛经，大便日 1 次，小便调。

既往史：否认既往病史。

查体：形体偏瘦，面色晦暗，语声低微，心肺听诊无明显异常，腹平软，无压痛，双下肢无凹陷性浮肿。诊室测量血压 100/70mmHg，心率 85 次 / 分。舌红少苔，脉细数。

辅助检查：心电图示 ST-T 改变。

中医诊断：失眠（心脾两虚证）。

西医诊断：植物神经功能紊乱。

中医辨病辨证依据：该患者来诊可见其形体瘦弱，交谈时其语气虚弱，中气不足。自述从小不爱吃饭，成年后体重一直偏低，月经量小，经常推迟。可知其素体脾气不足，体质虚弱。加之此次忧思过度，不仅损伤脾气又暗耗心血，以致心血亏虚，出现心悸、失眠之症。结合该患者神疲乏力、纳差等症状及舌脉，诊为心脾两虚证，治当以补气养血宁心之法。

【膏方】黄芪 150 克，当归 100 克，川芎 150 克，生地 150 克，麦冬 150 克，黄精 200 克，白芍 200 克，牛膝 100 克，山药 200 克，山萸肉 150 克，益智仁

200克，茯苓200克，茯神200克，远志150克，酸枣仁250克，百合200克，牡丹皮150克，柏子仁200克，合欢皮200克，首乌藤100克，生龙骨150克，生牡蛎150克，珍珠母200克，法半夏60克，陈皮150克，黄连100克，鹿角胶60克，龟甲胶100克，蜂蜜150克，黄酒500毫升。

给予患者膏方1料。每次10克，每日3次，餐后白开水送服。嘱患者服药期间忌食生冷、黏腻、辛辣食物，适度锻炼，规律饮食，若半夜十二点后还不能入睡可自服1～2片地西泮片。

【二诊】2018年8月12日：患者自述服药后失眠症状明显缓解，多数时可在十二点前入睡，偶尔需服用地西泮片，且仍存在多梦症状，其心悸、胸闷症状亦明显缓解。一周前因生气，其失眠症状加重。现症见：失眠，多梦，乏力，纳差，食后腹胀、胃痛，偶有呃逆、矢气，且矢气后腹胀、腹痛可稍有缓解，四末发凉，偶有颠顶胀痛。舌淡红，苔薄白，脉细弦。

【膏方】郁金150克，香附100克，焦山楂150克，焦麦芽150克，焦神曲100克，延胡索100克，黄芪100克，益母草100克，佛手100克，当归150克，川芎150克，生地150克，麦冬150克，黄精200克，白芍200克，山药200克，山萸肉150克，茯苓200克，茯神200克，远志150克，酸枣仁250克，百合200克，牡丹皮150克，合欢皮200克，首乌藤100克，陈皮150克，鹿角胶60克，龟甲胶100克，蜂蜜150克，黄酒500毫升。

每次10克，每日3次，餐后白开水送服。嘱患者服药期间忌食生冷、黏腻、辛辣食物，适度锻炼，调畅情志，避免生气。

【三诊】2018年10月2日：患者自述此次服用药物后，失眠明显改善，已1个月未使用地西泮，食欲改善，食后腹胀症状缓解，无胃痛再发，四肢温暖。患者本人要求继续服用1周汤药。舌淡红，苔薄白，脉细弦。

辅助检查：正常心电图。

处方：白芍15克，桂枝15克，当归15克，川芎10克，麸炒白术15克，茯苓15克，陈皮15克，百合10克，鸡内金10克，益母草10克，茯神15克，山药15克，黄芪15克。

7剂，水煎服。早晚餐后半小时服用。

【按语】首诊时该患者见心悸、失眠、乏力、纳差等症，四诊合参诊断为心脾亏虚，气血不足之证，治以补气养血、安神宁心之法。故投以四物汤、黄芪、黄精等药以补气养血；合欢皮、首乌藤、远志、柏子仁、茯神等宁心安神，生龙骨、生牡蛎、珍珠母定心安神止悸，共助睡眠之益；牛膝、山萸肉、益智仁等补肾填精，以助先天之本；茯苓、陈皮、山药等健脾，以补养后天之本，使气血化生有源，标本同治。

二诊患者已服药 1 个月，失眠缓解，心悸已止。因情绪波动，肝郁气滞，影响消化功能，出现呃逆、腹胀等症状。去生龙骨、生牡蛎、珍珠母等定心安神之品，加用焦三仙、香附、郁金等药舒肝解郁，帮助消化，改善食欲。

三诊患者失眠基本痊愈，继续予健脾补气养血之剂，并嘱患者日后注意饮食，适当锻炼。失眠虽愈，该患者之体虚非短期可治愈，还应从日常生活着手，改变性格，调整心态，改变习惯，增强体魄。

2. 脏躁

张某，女，48 岁。2017 年 9 月 3 日初诊。发病节气：处暑。

主诉：患者自述心烦失眠 2 年，加重 2 周。

现病史：患者自述 2 年前开始逐渐出现五心烦热、心悸失眠、夜梦繁多等症状，上述症状发作时常伴烘热汗出。患者自觉近 2 年性格变化，喜怒无常，情绪难以控制。现症见：叙述病情言语时有错乱，时而愤怒时而哭泣；面色暗黄，腰膝酸软；纳食不佳，大便干燥，2～3 日一行；2 年前出现月经紊乱，现月经量少，2～3 月一行；患者嗜食凉食、喜冷饮。

既往史：患者既往无精神类疾病及其他疾病病史。

查体：查体未见明显异常。舌红，苔白，脉弦数。

中医诊断：脏躁（肝肾不足）。

西医诊断：更年期综合征。

中医辨病辨证依据：患者 48 岁，正值女子"七七"之年，天癸耗竭，肾精亏虚。肾精不足则肾火偏亢、上扰心神。《金匮要略·妇人杂病脉证并治》中提及脏躁一病，以"喜悲伤欲哭，象如神灵所作，数欠伸"描述，这与该患者情绪不稳、喜悲善哭的症状相符合，故不难诊断为脏躁。结合症状及四诊资料，均指向肝肾不足。其原因多以天癸竭尽、肝肾不足为主，烘热汗出、腰膝酸软等也是脏躁为本虚标实之表现。

【膏方】生地 200 克，百合 200 克，熟地 200 克，玄参 150 克，麦冬 150 克，西洋参 100 克，黄精 100 克，牛膝 200 克，浮小麦 200 克，大枣 200 克，炙甘草 200 克，山萸肉 200 克，茯苓 200 克，茯神 200 克，夜交藤 200 克，丹皮 150 克，天花粉 150 克，内金 200 克，海螵蛸 300 克，龟甲胶 300 克，鹿角胶 300 克，蜂蜜 350 克，黄酒 500 毫升。

给予膏方 1 料。每次 10 克，每日 3 次，餐前白开水冲服即可。

【二诊】2017 年 10 月 22 日：患者自述服药后烘热汗出症状较前明显改善，其情绪仍难以控制，睡眠较前有所好转；大便正常，日 1 次。为改善情绪，欲继服膏方 1 个月。舌淡红，苔白，脉弦细。给予膏方 1 料。

【膏方】生地 200 克，川芎 150 克，白芍 200 克，当归 150 克，百合 200 克，熟地 200 克，柴胡 100 克，茯苓 200 克，茯神 200 克，薄荷 60 克，生姜 100 克，丹皮 150 克，栀子 60 克，浮小麦 200 克，大枣 300 克，炙甘草 200 克，鸡内金 200 克，海螵蛸 300 克，龟甲胶 200 克，鹿角胶 200 克，蜂蜜 350 克，黄酒 500 毫升。

【三诊】2017 年 12 月 5 日：患者自述服药后易怒减轻，可控制情绪。烘热汗出症状仍时有发生，夜眠佳，夜梦繁多症状改善。舌淡红，苔白，脉沉。给予膏方 2 料。上方去丹皮、栀子，余药同前。嘱患者服完停药后，晨起服逍遥丸、睡前服六味地黄丸 3 个月。

【按语】首诊时，患者以烘热汗出、喜怒无常为表现，以虚火上扰心神为标、肝肾阴精不足为本，故投以甘麦大枣汤合百合地黄汤，清虚热、宁心神。针对其烘热明显，加以丹皮、玄参、西洋参以加强清热之功效；针对便秘，给予黄精、熟地、牛膝等药润肠通便；针对肝肾不足，给予大量鹿角胶、龟甲胶以补阴精。诸药合用，共奏滋阴退热、宁心安神之功效。

二诊时，患者烘热汗出症状明显改善，但仍情绪易激易怒。当时诊其舌脉，其肝肾亏虚较前明显好转但仍有虚火扰动心神之表现。本次投以丹栀逍遥散合四物汤加减以补肝体、行肝气。

三诊时，患者诸症均好转明显，本次将前方丹皮、栀子去除，以防清热过甚而伤阳。嘱其晨服逍遥丸以应肝疏泄之气，晚服六味地黄丸以应肾收藏之力。

3. 痹证

王某，女，56 岁。2015 年 11 月 3 日初诊。发病节气：霜降。

主诉：膝关节及双手关节疼痛 5 年，因天气转冷疼痛加重。

现病史：患者自述 5 年来持续性关节肿胀疼痛，以双膝关节、双手关节疼痛最为明显，疼痛部位固定。近几日因气温下降，疼痛较前明显加重。患者上述部位关节有晨僵及活动不利等症状，活动 1 小时后可稍作缓解；患者自觉疼痛发作时以胀痛为主，无灼热、关节红肿等症状。现症见：患者面色欠红润，食欲尚可，大便日 2 次、质稀不成形，夜眠欠佳，夜尿 1 次。

既往史：患者否认其他疾病。

查体：患者双手、双膝关节肿胀，活动轻度受限，未见关节变形；受累关节无皮温升高。舌淡红，舌体胖，苔白腻，脉濡缓。

理化检查：C 反应蛋白（CRP）35 mg/L，类风湿因子（RF）40U/mL，抗 O（ASO）143U/mL。

中医诊断：痹证（着痹）。

西医诊断：类风湿性关节炎。

中医辨病辨证依据：患者以关节活动不利为主要表现，不难诊断为痹证。痹证成因较多，结合患者四诊，便溏、舌体胖大、苔白腻、脉濡缓等均体现了患者素体痰湿较盛，其症状与着痹关节沉重疼痛的表现相一致，故可诊断为着痹。患者本次虽因寒冷导致症状加重，但并非为寒痹。患者并无得温痛减的特点，同时，其舌脉均无寒邪侵袭之弦紧表现，故可排除。湿为阴邪，其遇寒加重可考虑为外寒所致的湿邪凝聚加重，阻痹关节，不通则痛。

【膏方】熟薏米 300 克，当归 150 克，桂枝 100 克，麻黄 30 克，苍术 200 克，白术 200 克，白芍 150 克，路路通 100 克，茯苓 200 克，茯神 200 克，附子 180 克，车前子 200 克，白扁豆 100 克，太子参 200 克，砂仁 60 克，牛膝 200 克，鸡内金 200 克，海螵蛸 300 克，鹿角胶 200 克，蜂蜜 350 克，黄酒 500 毫升。

给予膏方一料。每次 10 克，每日 3 次，餐后白开水冲服即可。

【二诊】2015 年 12 月 15 日：患者服药后自觉关节肿胀减轻，疼痛较前好转。现晨僵约 40 分钟即可缓解，患者自述服药后常自汗出，汗出后全身轻松、关节疼痛大大减轻，为巩固疗效，欲继服本方 2 个月。舌质红，苔白稍腻，脉沉滑。给予膏方 2 料上方桂枝减至 60 克，附子减至 90 克，余药同前，继服 2 个月。嘱患者服完本方后停药。

【三诊】2016 年 4 月 2 日：患者自述服完 2 个月后关节肿胀几乎消失，关节活动灵活，虽时有疼痛，但较前明显减轻。香淡红，苔白稍腻，脉滑。嘱患者趋避湿邪，饮食上避免进食凉食、过食生冷瓜果，入7月后服香砂六君子丸1个月以健脾行气燥湿。

【按语】 首诊时患者痹痛明显，湿邪流注关节，故首方以薏苡仁汤为基础，加入大量健脾、燥湿、利水药物，宣湿于外、燥湿于中、利湿于下，多管齐下；同时，应用较大剂量的附子以散寒止痛，配合上述药物，温肾暖脾，助脾化湿，收效较为显著。

二诊时，患者关节疼痛、肿胀均较前缓解，本次诊其舌脉，其湿去近半，故调整桂枝、附子用量，一则缓和其发表散湿、散寒止痛之力，二则防止用药过久引起蓄积中毒。

三诊时患者虽时有疼痛但近乎痊愈，而患者素体湿邪较盛且易于感受外湿，故嘱其在长夏季节（7月后）每日服香砂六君子丸以防病于未然。

4. 血虚发热

朱某，女，35岁。2018年5月11日初诊。发病节气：立夏。

主诉：贫血半年，自觉发热半月余。

现病史：患者自述因月经期出血量大，经期长，出现眩晕、四肢麻木、乏力等症状，于半年前诊断为缺铁性贫血，自服某中药复方生血制剂（含黄芪、当归、白术等）后，于半月前出现发热症状，现已停药。现症见：手足心热，自觉全身肌肉发热，午后出汗，心烦，失眠，月经期可见眩晕，四肢麻木，周身乏力，反应迟钝，记忆力减退，大便难，2～3日一行，小便正常。

既往史：缺铁性贫血。

查体：神清识明，语声低微，心肺听诊无异常，体温：37.2℃，血压130/80mmHg，心率75次/分。舌红，苔薄黄，脉细弦数。

辅助检查：血清铁蛋白、血红蛋白、红细胞计数降低。

中医诊断：血虚发热。

西医诊断：缺铁性贫血。

中医辨病辨证依据：人体内气属阳、精血津液属阴，通常情况下，阴阳平衡，相互制约。经血属阴，大量失血后，该患者处于阴血亏虚的状态，适逢此时又服用大量黄芪、白术等温热性质的药物，以致气盛化火，阳气亢盛。但其本身阴虚血亏，不足以制约阳气，阳气无所依，而浮散于外，故出现手足心热、自觉肌肉发热、心烦、盗汗等症状。治当以补养阴血清虚热之法。

【膏方】生地 150 克，百合 150 克，黄连 100 克，牡丹皮 100 克，白芍 200 克，香附 150 克，酸枣仁 100 克，浮小麦 100 克，五味子 100 克，阿胶 100 克，磁石 150 克，栀子 150 克，淡豆豉 100 克，桂枝 100 克，川芎 90 克，麦冬 100 克，火麻仁 100 克，黄酒 500 毫升，鳖甲胶 100 克，蜂蜜 150 克。

给予膏方 1 料。每次 10 克，每日 3 次，餐后以温水送服。嘱患者服药期间忌辛辣、黏腻、生冷食物，按时睡觉，调畅情志。

【二诊】2018 年 6 月 14 日：患者服药后，肌肉发热症状明显缓解，手脚心热、心烦症状也得到改善，盗汗症状显著改善，夜间可入睡，睡觉质量较好，大便日一次，质地正常。但经期仍存在头晕、乏力、四末麻木等症状。舌淡红，苔薄白，脉细。

辅助检查：血清铁蛋白、血红蛋白、红细胞计数水平较前有所回升，仍属于正常低值。

【膏方】生地 150 克，百合 150 克，当归 150 克，桂枝 100 克，阿胶 100 克，麸炒白术 100 克，党参 100 克，川芎 90 克，白芍 100 克，山药 100 克，女贞子 100 克，墨旱莲 100 克，茯苓 150 克，陈皮 100 克，炙甘草 100 克，黄芪 150 克，远志 100 克，鳖甲胶 100 克，蜂蜜 100 克，黄酒 500 毫升。

每次 10 克，每日 3 次，餐后温水送服。嘱患者服药期间忌辛辣、黏腻、生冷食物，注意休息。

【按语】首诊时该患者出现血虚及阴虚内热之表现，投以四物汤养血，生地、百合、麦冬滋阴清热，浮小麦、五味子敛阴止汗，栀子、淡豆豉清热除烦，黄连、牡丹皮清解肌热，针对缺铁性贫血加以阿胶、磁石，补铁补血，火麻仁润肠通便。

二诊时，其虚热已除，但气血仍不足，继续投以八珍汤合二至丸以双补气血。

5. 头痛

刘某，女，56 岁。2015 年 10 月 22 日初诊。发病节气：寒露。

主诉：反复头痛、头沉 1 年余，加重 3 天。

现病史：患者自述头部不适，前额以及眉棱骨处头部隐隐作痛，时时昏晕，时作时止，每遇劳累加重，神疲乏力，面色少华，伴有腰膝酸软，口干渴，心烦易怒等症，睡眠欠佳，测量血压 126/80mmHg，综合四诊资料，中医诊断为头痛，证型为气血不足，脑脉失养型，治疗当以益气养血，通脉开窍为主。

既往史：腔隙性脑梗死病史 5 年。

查体：查体未见明显异常。舌尖红，苔白，脉沉细尺弱。

中医诊断：头痛（气血不足）。

西医诊断：偏头痛。

中医辨病辨证依据：本病中医属"头痛"范畴，中医讲，头为"诸阳之会""清阳之府"，又为髓海之所在，居于人体之最高位，五脏之精血、六腑之清气皆上注于头，手足三阳经亦上会于头。若六淫之邪上犯清窍，阻遏清阳；或痰浊、瘀血痹阻经络，壅遏经气；或肝阳偏亢，上扰清窍；或气虚清阳不升；或血虚头窍失养；或肾精不足，髓海空虚，均可导致头痛的发生。该患者为中老年女性，正值更年期前后，忧郁恼怒，情志不遂，肝气郁结，郁而化火，上扰清窍，肝火郁久，耗伤阴血，肝肾亏虚，阴虚阳亢，发为头痛，加之患者长期饮食不节，脾失健运，气血化源不足，营血亏虚，清阳不升，脑失所养。另外，患者年过半百，年老体虚，肾精久亏，脑髓空虚，不荣则痛。症见头部隐隐作痛，时时昏晕，时作时止，神疲乏力，面色少华，乃气血亏虚、脑脉失养之征，兼有症见精神萎靡，腰膝酸软，少寐多梦，两目干涩，乃肾精不足之征，兼有腰膝酸软，口干渴，此乃肾精亏虚、髓海不足之候，心烦易怒，乃肝失条达，阳亢风动之征。

【膏方】黄芪 300 克，当归 200 克，川芎 150 克，丹参 300 克，葛根 300 克，白芷 150 克，茯苓 200 克，白术 200 克，菖蒲 200 克，天麻 150 克，钩藤 200 克，桂枝 100 克，红花 100 克，陈皮 150 克，生地 200 克，白芍 200 克，赤芍 200 克，桃仁 100 克，丹皮 150 克，黄精 200 克，杜仲 200 克，牛膝 200 克，牡蛎 300 克，龙骨 300 克，山萸肉 200 克，佛手 150 克，瓜蒌 200 克，黄芩 60 克，阿胶 100 克，龟甲胶 100 克，黄酒 500 毫升。

给予膏方 1 料。每次 10 克，每日 3 次，餐后白开水冲服即可。

【二诊】2015 年 12 月 6 日：患者自述服药后头痛明显减轻，乏力及夜眠欠佳等症状均有所改善，为巩固疗效欲继服膏方。本次舌脉：舌淡红，苔白，脉沉细。守上方继服 2 个月。嘱患者饮食有节，避免精神刺激，保持充足睡眠。此方服完后即可停药。

【按语】针对该患者气血不足之头痛，治疗当以益气养血，通脉开窍为主。

方中运用大量黄芪以健脾益气，当归、生地、白芍以养血滋阴，再加川芎以清利头目止痛，以治疗头痛隐隐，神疲乏力，面色少华等气血亏虚之症状。患者头痛部位在前额及眉棱骨处，此乃阳明头痛，《丹溪心法·头痛》云，"如不愈各可加引经药，太阳川芎，阳明白芷，少阳柴胡，太阴苍术，少阴细辛，厥阴吴茱萸"，因此方中加入白芷、葛根以治疗阳明头痛。患者时有心烦易怒等肝气不舒之症，于是方中加入佛手以疏肝解郁，生龙牡以重镇安神。肝火郁久，阴血亏虚，阴不敛阳，肝阳上扰，遂加入天麻、钩藤以平肝潜阳息风。又因患者脾失健运，痰湿中阻，则以茯苓、白术利水渗湿健脾，菖蒲、陈皮以理气健脾，燥湿化痰。患者腔隙性脑梗死病史 5 年，且中医有"久病入络"的说法，因此凡是头痛日久者，无论其是否有血瘀证，均宜加入一些活血化瘀的药物以增强疗效，遂方中加桃仁、红花、丹参、丹皮、赤芍以活血化瘀，以防其不通则痛。如《石室秘录·偏治法》曰："如人病头痛者，人以为风在头，不知非风也，亦肾水不足，而邪火冲入于脑，终朝头晕，似头痛而非头痛也。若止治风，则痛更甚。法当大补肾水，而头痛头晕自除。"故方中加入杜仲、牛膝、山萸肉以滋肾水，在用阿胶收膏的同时，也加入龟甲胶以滋阴益肾潜阳，大大增加了膏方的功效。

【注意事项】需要注意的是，头痛在临证时，首先应排除真头痛，真头痛多呈突发性剧烈头痛，持续不解，阵发加重，常伴有喷射性呕吐，或颈项强直，或偏瘫偏盲，或抽搐。常见于西医中高血压危象、蛛网膜下腔出血等危重病证。一旦出现上述现象，应立刻行头部 CT 或 MRI 检查，已明确诊断，以免延误治疗。

6. 皮痹

孙某，男，50 岁。2018 年 1 月 12 日初诊。发病节气：小寒。

主诉：患者皮肤紧硬、麻木不仁 1 年，加重 2 个月。

现病史：患者自述 1 年前发现四肢部分皮肤紧张变硬、易破溃，初起呈小片状分布，后连续成大片。患者 1 年中出现四肢逐渐消瘦伴皮肤麻木，半年前曾偶发双手手指短暂性缺血（雷诺现象）。现症见：周身倦怠乏力，时有眩晕；面色无华，少气懒言，口唇色淡；食欲欠佳，小便清长，大便干燥，2 日一行；睡眠尚可，夜尿一次。

既往史：患者在采沙场工作 20 余年，四肢常接触河沙，2017 年 3 月曾于当地医院诊断为雷诺病，硬皮病不除外。

辅助检查：抗核抗体谱示抗核抗体（ANA）1∶320(+)，血沉（ESR）26mm/h。

查体：患者皮肤触之较硬，皮肤黏膜薄而脆弱，变硬的皮肤多连成大片；患处汗毛明显减少，皮肤汗出减少。舌淡红，边有齿痕，苔白，脉沉弱。

中医诊断：皮痹（气血不足）。

西医诊断：考虑硬皮病。

中医辨病辨证依据：《素问·痹论》中首次提出"皮痹"一词，论述该病多发于秋季，更有"荣卫之行涩，经络时疏，故不通，皮肤不营，故为不仁"之说，指出皮肤变硬、麻木不仁为皮痹之表现。本患自述皮肤变硬、麻木不仁，这与皮痹之症状相吻合。考虑患者长期从事体力劳动，劳力日久，伤筋耗肉，其脾气当不足。脾为后天之本，既生气血，又司肌肤，此概为该患者肌肤不仁之原因。结合其四诊资料，皆为脾气虚弱、气血不足之表现，其麻木不仁当以不荣为主，治其当以益气活血、通经活络之法。

【膏方】炙黄芪 300 克，桂枝 150 克，白芍 200 克，当归 200 克，川芎 150 克，陈皮 150 克，泽泻 100 克，白术 150 克，苍术 150 克，巴戟天 100 克，熟地 200 克，麻黄 60 克，五味子 150 克，酸枣仁 200 克，麦冬 200 克，山药 200 克，丝瓜络 100 克，鸡内金 200 克，海螵蛸 300 克，阿胶 100 克，鹿角胶 200 克，龟甲胶 200 克，蜂蜜 350 克，黄酒 500 毫升。

给予膏方 2 料。每次 10 克，每日 3 次，餐后白开水冲服即可。嘱患者避免患处皮肤接触沙尘，戒酒及辛辣食物。

【二诊】2018 年 4 月 16 日：患者自述服药后患处皮肤较前柔软，汗出较前增多但触之仍较硬。服药过程中便秘较前明显改善，先大便日行一次，本次来诊欲服膏方以巩固疗效。舌淡红，苔白，脉弱。给予膏方 2 料。上方去酸枣仁、麦冬、五味子，加杏仁 150 克，红花 100 克。嘱患者继续戒酒、辛辣食物。

【三诊】2018 年 12 月 2 日：患者自述上方服完后停药，自觉患处皮肤较前变软，汗出虽较正常皮肤少但明显好转。倦怠乏力症状改善，面色较为红润。本次舌脉：舌质红，苔白，脉沉弦。嘱患者暂停服所有药物观察半年，如症状加重则来门诊就诊。

【按语】患者皮痹 1 年有余，其皮肤虽发硬发紧，但尚未有皮色、皮温等变化，因此，仅给予膏方治疗以观察疗效。结合患者病情，投以黄芪桂枝五物汤加减以益气活血。肺合皮毛，亦与大肠相表里，因此，治此病需着重调理肺气宣发肃降之功能。方中麻黄宣肺、五味敛肺，一宣一收，顺应肺之气机，使气血能外达肌表、荣养肌肤。同时，投以四物汤培补先天以助后天，资脾化气血。

二诊时患者诸症较前明显减轻，患处皮肤汗出增多，可见宣肺之力初现。前方中着重活血，意在调血脉，畅经络，开通气机。而本次患者气动血行，故去掉收敛之五味子、麦冬，滋腻之酸枣仁，借此增强宣散肺气之力，使气血达于肌表、疏通阻痹之经气。

三诊时患者已服膏方近半年，其症状缓解较明显，嘱其停药以观察疾病是否反复。需要注意的是，本患虽症状与硬皮病相似，但未经明确诊断，目前，硬皮病的西医治疗以激素为主。如本患者停药后出现病情反复或加重，则考虑进行膏方＋激素的治疗方法。

7. 狐惑

康某，女，40岁。2016年11月11日初诊。发病节气：立冬。

主诉：反复性口腔溃疡2年，加重2周。

现病史：患者2年前出现反复发作的口腔溃疡，溃疡以唇、舌及咽部较多。1个月前患者自觉会阴部疼痛，发现外阴有散在的小溃疡灶，创面呈黄色，触痛极为明显。现症见：面色红黄相间，食欲差，纳食不香，大便黏腻不爽，便后自觉肛门灼热，日行2次；白带增多，色黄质稠，有轻微臭味；情绪不稳，表情淡漠，易怒易悲，叙述病情语无伦次、声音嘶哑；自觉口中干苦，口秽明显；夜眠欠佳，每晚睡眠仅3小时左右，入睡困难，夜眠不实，小便淋漓涩痛。

既往史：患者曾因家庭矛盾而致抑郁10余年，无其他病史。

理化检查：自身免疫抗体检测示抗核抗体（ANA）1∶160（＋），胞浆型。C反应蛋白（CRP）23mg/L。

查体：患者口腔黏膜颜色深红，舌尖、上颚、扁桃体附近均可见直径2～3mm不等的溃疡，溃疡面色黄，周围有红晕；口腔黏膜干燥，口唇干裂；外阴、肛周均可见如米粒大小的黄白色溃疡，无渗出，触痛明显。舌质红，苔黄稍腻，脉滑稍数。

中医诊断：狐惑（肝经湿热）。

西医诊断：贝赫切特综合征（白塞病）。

中医辨病辨证依据：张仲景在《金匮要略·百合狐惑阴阳毒病证治》首次提

出"狐惑"一病，该病以"状如伤寒，默默欲眠，目不得闭，卧起不安……不欲饮食，恶闻食臭……蚀于上部则声喝"为主要症状。众多医家认为，狐惑的发病多与七情所伤相关，而该患者有长期情绪抑郁病史。结合患者资料，不难诊断其为狐惑病。蚀于喉为惑、蚀于阴为狐，实际上指患者口腔咽喉黏膜、会阴皮肤黏膜受湿热所"侵蚀"而溃烂。

【膏方】柴胡100克，当归150克，赤芍150克，茯苓200克，茯神200克，薄荷60克，丹皮150克，栀子100克，黄连60克，黄芩150克，黄柏100克，苍术150克，法半夏100克，干姜90克，西洋参100克，炙甘草300克，生地200克，玄参100克，连翘100克，金银花100克，鳖甲胶300克，蜂蜜500克，黄酒500毫升。

给予膏方1料，每次10克，每日4次，三餐后及睡前白开水冲服即可。

外敷药2种。

外用处方1：苦参20克，白鲜皮20克，黄柏15克，滑石10克，水煎后会阴部坐浴5分钟，睡前1次。

外用处方2：煅石膏30克，冰片2克，捣碎和匀，药液坐浴后擦于会阴部溃疡面。

嘱患者调畅情志，外用药禁止口服。

【二诊】2016年12月28日：患者服药后自觉口腔、会阴部疼痛较前有所减轻，大便黏腻症状改善，肛门灼热感消失。本次查看患者，口腔黏膜颜色淡红，溃疡数量较前减少，溃疡面周围红晕不明显；口中仍有臭秽气味，食欲较前改善；睡眠明显改善，小便量较前增多，色黄。患者自述过去1个月对情绪控制能力较前有所改善，每日心情抑郁时间有所缩短。舌质红，苔薄黄，脉弦滑有力。给予膏方1料，外用药同前。上方去栀子、干姜、玄参，加川楝子100克。外用药用法同前。

【三诊】2017年2月1日：患者自述口腔、会阴部溃疡大部分收口愈合，口唇干裂明显好转，现食欲佳、时有大便黏腻但较前明显好转，肛周小溃疡均愈合，仍时觉阴部潮湿。患者睡眠质量较前明显改善，夜眠可达5～6小时。为根治阴部潮湿感，欲巩固治疗。舌质红，苔薄白，脉弦数。嘱患者丹栀逍遥散、知柏地黄丸交替服用1个月，服用半年停药。嘱患者停用外用药。

【按语】首诊时，患者以疮疡破溃疼痛为主要症状，观察其症状特点，皆与肝经湿热相关。首方投以甘草泻心汤以缓急、丹栀逍遥散以疏肝泻热，标本同治。

同时，给予患者清热利湿止痒之水煎剂坐浴，清洁创面、清火热之毒，给予煅石膏、冰片清热解毒、敛疮生肌。

二诊时，患者溃疡减轻，但仍情绪控制不良，考虑肝经湿热本质，去燥热之干姜、导赤泻热之栀子以及透热之玄参，三药药性较强，宜及时去之以防祛邪伤正之嫌。

三诊时，患者症状明显减轻，考虑服用膏滋日久，故嘱其停用膏方。令其服知柏地黄丸、丹栀逍遥散以巩固病情。

8. 中风

吴某，男，79 岁。2017 年 12 月 3 日初诊。发病节气：小雪。

主诉：半身不遂、舌强语謇 2 个月。

现病史：患者今年 3 月因不明原因出现剧烈头痛、无法说话、半身不遂等症状，就诊于当地医院确诊为"脑出血"，经西医治疗后病情稳定。出院后头痛头晕症状缓解，但无法独立走路，需轮椅出行。现症见：纳食较差，大便稀溏，日行二次；面色㿠白，乏力气短。心悸自汗。

既往史：患者无其他疾病，自脑出血后于当地行针灸治疗 12 日，未服用药物。

查体：下肢痿软无力、无法站稳；右侧口角稍低，时有流涎；右侧鼻唇沟消失，舌强语謇，无法正常交流；右侧肢体麻木，痛觉、触觉均减弱。舌质淡暗，苔白，脉沉细弱。

中医诊断：中风（气虚血瘀）。

西医诊断：脑出血后遗症。

中医辨病辨证依据：中风是常因气血逆乱、脑脉痹阻或血溢脑中而引起的一种危重证候，其原因常以风、火、痰、气、血、虚六端加以概括。结合本患症状，其半身不遂、言语不利等恰与中风之特点相符合，故不难诊断其为中风。然而中风有中于经络、脏腑之分，本患起病以来，无意识丧失、记忆模糊等症状，因此，其当属中经络之中风。结合四诊资料，患者虽言语不能但又有一派气血虚弱瘀滞之表现，实为本虚标实，故气血虚弱、因虚致瘀当为该患者的病机要点。

【膏方】炙黄芪 300 克，当归 150 克，地龙 100 克，桃仁 100 克，红花 100

克，川芎 200 克，赤芍 200 克，生地 200 克，桂枝 100 克，远志 150 克，菖蒲 150 克，太子参 150 克，白术 150 克，茯苓 200 克，山药 200 克，白扁豆 200 克，炙甘草 200 克，阿胶 100 克，鹿角胶 200 克，龟甲胶 200 克，蜂蜜 350 克，黄酒 500 毫升。

给予膏方 1 料。每次 15 克，每日 3 次，餐后服药，以黄酒一盏（约 15mL）送服。嘱患者家属同时按摩患者双侧肢体肌肉，鼓励其在家属陪同下适当行走。

【二诊】2018 年 1 月 24 日：患者服药后舌强明显好转，现能表达简单词汇但语言次序仍不清楚。家属叙述服药期间患者每日在搀扶下行走 10～20 分钟，下肢仍觉无力。纳食较前改善，大便稍成形，日行 2 次。舌淡红，苔白，脉沉弱。给予膏方 1 料。上方去白扁豆、桂枝，加山萸肉 200 克，附子 90 克，胆南星 100 克。

【三诊】2018 年 3 月 5 日：本次患者来诊时可自行说话，仍有语序错乱的情况但可基本自行描述病情。患者自述现周身乏力症状明显好转，右侧肢体肌力较前有所好转。现患者仅靠拐杖可行走 10 分钟，其口眼歪斜、口角流涎症状仍重。舌淡红，苔白稍腻，脉沉滑。嘱患者停药，于针灸科行针刺治疗以缓解口眼歪斜、提升肌力。

【按语】首诊时，患者血脉瘀阻为标、气虚血少为本，瘀血阻痹经脉、经气不通则肢体不利。此时气血为瘀阻状态，急需通经活血，故投以补阳还五汤加减，益气活血、通络散瘀，同时，着重补肾益血、扶脾益气，改善患者气血虚弱之根本。患者气血虚弱，进服大量阿胶、鹿角胶等血肉有情之品，恐使邪恋难去，因此，以黄酒服药，一能宣通经气、二能助药力、三能活气血，以防扶正助邪之弊。

二诊时，患者可在家属搀扶下适当行走，语言能力稍有恢复，此时气血稍有恢复但仍极度不足。此次去首方中温阳通脉之桂枝、健脾益气之白扁豆，投山萸肉以补肾填精、附子振奋阳气、胆星搜风痰、通经络，继续巩固治疗。

三诊时，患者气血恢复近半，建议其进行针灸治疗以恢复口歪眼斜、肢体不利等症状，效果更为明显。

9. 心悸

王某，男，81 岁，退休。2015 年 10 月 15 日初诊。发病节气：寒露。
主诉：心悸、气短半个月，加重 1 周。

现病史：患者自述近半个月内，常于思虑过度后出现乏力、胸闷、气短等症。现症见：自觉心中悸动不安，心搏异常，时而快速，时而缓慢，五心烦热，口干舌燥，夜间睡眠欠佳，少寐多梦，急躁易怒，心神烦乱不宁，饮食尚可，二便正常。

既往史：冠心病、脑梗死病史 30 余年。

查体：心肺听诊无明显异常，腹平软，无压痛，双下肢无凹陷性水肿。诊室测量血压 140/90mmHg，心率 75 次 / 分。舌质红，少苔，脉沉细。

辅助检查：心电图示 ST-T 改变，频发房性早搏。

中医诊断：心悸（气阴两虚，心神失养型）。

西医诊断：心律失常（频发房性早搏），冠状动脉粥样硬化性心脏病。

中医辨病辨证依据：本例系心律失常，中医属"心悸"范畴。如《丹溪心法·惊悸怔忡》所言："人之所主者心，心之所养者血，心血一虚，神气不守，此惊悸之所肇端也。"患者为老年男性，已至耄耋之年，冠心病、脑梗死病史 30 余年，病情逐年加重，素体虚弱，加之久病伤正，耗损心之气阴，劳累过度伤脾，生化之源不足，气血阴阳亏虚，脏腑功能失调，以致心神失养，发为心悸。症见气短、乏力、少寐多梦，乃心气虚损之候，心烦失眠、五心烦热、口干舌燥，乃肝肾阴虚之征。水不济火，心火内动，扰动心神，因此睡眠欠佳，急躁易怒，心神烦乱不宁。治疗当以益气养阴、宁心安神之法。

【膏方】生地 200 克，熟地 200 克，麦冬 200 克，赤芍 200 克，白芍 200 克，牡丹皮 150 克，山萸肉 200 克，珍珠母 300 克，玄参 200 克，生龙骨 300 克，生牡蛎 200 克，川芎 100 克，合欢皮 200 克，夜交藤 300 克，玉竹 300 克，百合 300 克，酸枣仁 250 克，柏子仁 200 克，苦参 150 克，丹参 200 克，焦三仙各 150 克，黄连 100 克，知母 200 克，天花粉 200 克，黄芪 200 克，当归 100 克，远志 200 克，陈皮 150 克，半夏 60 克，茯神 200 克，白术 100 克，牛膝 200 克，阿胶 100 克，龟甲胶 150 克，蜂蜜 100 克，黄酒 500 毫升。

给予患者膏方 1 料。每次 10 克，每日 3 次，餐后白开水送服。嘱患者服药期间忌食生冷、黏腻、辛辣食物，规律饮食。

【二诊】2016 年 1 月 28 日：患者自述服药后心悸、乏力、气短等症状均有明显改善，睡眠质量明显优于之前，五心烦热、口舌干燥等症状略有改善，但依旧有夜间口渴欲饮等症状。舌质红，苔薄白，脉沉细。上方加桑葚 200 克，枸杞子

200 克。每次 10 克，每日 3 次，餐后白开水送服。嘱患者服药期间忌食生冷、黏腻、辛辣食物，调畅情志，避免生气。

【按语】首诊选用天王补心丹合朱砂安神丸加减。方中生地、玄参、麦冬、玉竹等滋阴清热，熟地、当归、丹参等补血养心，以治其五心烦热、口干舌燥等阴虚血虚之征。患者夜间睡眠欠佳，少寐多梦，急躁易怒，心神烦乱不宁，乃心神失养之候，加入远志、酸枣仁、柏子仁、合欢皮、夜交藤等宁心安神，同时配以龙骨、牡蛎、珍珠母等重镇安神定悸，黄连苦寒泻火、清心除烦，陈皮、半夏清化痰热，黄芪、白术健脾益气，知母、天花粉、百合清热泻火、生津润燥，以缓解其口干舌燥之证候。患者在寒露节气发病，史书记载"斗指寒甲为寒露，斯时露寒而冷，将欲凝结，故名寒露""露气寒冷，将凝结也"，由于寒露的到来，气候由热转寒，气温下降，因此，此节气应警惕心脑血管疾病的发生。该患者冠心病、脑梗死病史 30 余年，因此方中运用当归、丹参、川芎、牛膝、芍药、牡丹皮等补血养阴、活血化瘀。

二诊时患者依旧见口舌干燥、五心烦热等肝肾阴虚之候，遂加入桑葚、枸杞子以补益肝肾，生津止渴。

10. 痞满

张某，男，31 岁。2018 年 3 月 22 日初诊。发病节气：春分。

主诉：脘腹胀满 1 个月。

现病史：患者自述 1 个月前因情志不畅而出现厌食症状，之后的 1 个月见到任何食物均无胃口，患者平素饮食不规律，常常暴饮暴食，过食肥甘厚腻之品，饮酒无度，恣食生冷。现症见：食欲不振，脘腹痞满不舒，胁肋胀满，心烦易怒，伴有身重困倦，嗳气，纳呆，头脑昏沉，偶有腰膝酸软，口干，睡眠欠佳，小便尚可，大便不爽。

既往史：否认其他疾病史。

查体：神清识明，心肺听诊无异常，诊室测量血压 130/80mmHg，心率 65 次 / 分。

中医诊断：痞满（肝胃不和，痰湿中阻）。

西医诊断：消化不良。

中医辨病辨证依据：该患者平素饮食不规律，恣食生冷、过食肥甘厚味、无度饮酒、暴饮暴食，损伤脾胃，以致脾胃运化无力，饮食内停，痰湿中阻。加之1个月前，因情志不畅，而导致肝气郁滞，失于疏泄，克犯脾土，脾胃升降失常，发为痞满。症见食欲不振，脘腹痞满不舒，胁肋胀满，心烦易怒，乃肝气犯胃，肝胃不和，气机逆乱之象，身重困倦，嗳气，纳呆，头脑昏沉，乃脾失健运，痰湿中阻，气机不和之候。因此，治疗当以疏肝解郁，健脾化痰之法。

【膏方】陈皮150克，半夏60克，茯苓200克，白术150克，山药150克，佛手150克，焦三仙各150克，川连100克，蒲公英150克，川芎100克，当归100克，山萸肉150克，桂枝150克，白芍150克，枳实150克，菟丝子100克，丹皮150克，牛膝150克，鸡内金100克，砂仁150克，蜂蜜150克，黄酒500毫升，龟甲胶60克，鹿角胶60克。

给予膏方1料。每次10克，每日3次，餐后以温水送服。嘱患者服药期间忌辛辣、黏腻、生冷食物，调畅情志，避免生气。

【按语】患者来诊自述脘腹痞满不舒，胁肋胀满，心烦易怒等症，提示证属肝胃不和，痰湿中阻。方中以川芎、佛手疏肝理气，枳实行气消痞，白术健脾益胃。枳实与白术配伍，消补兼施，长于健脾消痞，上述四味药合用，可增强行气消痞之功效。中医讲"久病易由气及血"，因此易内生痰瘀，遂加入甘辛苦温的当归以养血和血，酸苦微寒的白芍以养血敛阴、柔肝缓急。其次，针对其身重困倦，嗳气，纳呆，头脑昏沉等痰湿阻滞的症状，方中加入陈皮、半夏以化痰理气，茯苓、砂仁以健脾利湿，川连以清热燥湿，以免痰湿郁久化热。诸药合用，共奏化痰利气、燥湿健脾之功效。因患者脾胃受损，易致食滞内停，遂方中亦加入鸡内金、焦三仙以消食化滞、健运脾胃，增强其消化功能。又因患者兼见腰膝酸软、口干等肝肾不足的症状，遂方中也配伍一些补益肝肾的药物，如菟丝子、山萸肉、牛膝、山药等。该方中既加入龟甲胶，又加以鹿角胶，二者同时作用，以补益肝肾，可大大加强补益的功效。